続 患者さんとの接し方

星野達夫

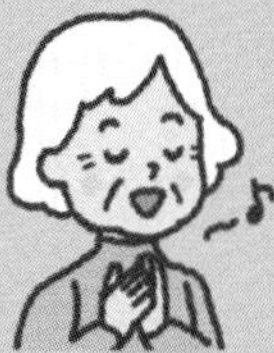

認知症患者さんの
記憶力と創造力

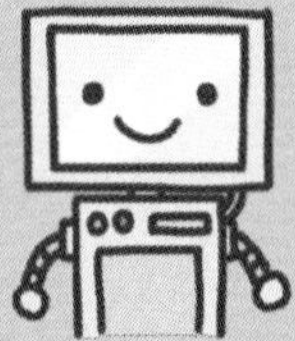

コンピューター時代の医師

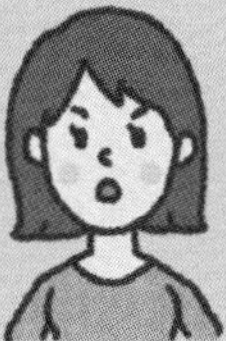

手を止めて、
話す人の顔を
見なさい

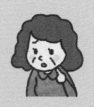

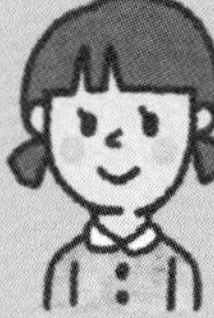

医師患者関係とユーモア

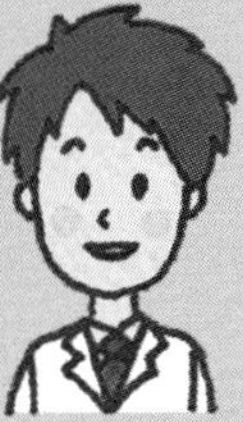

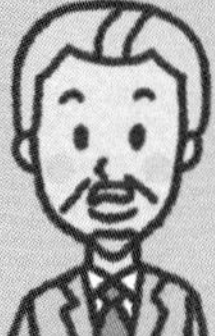

よい聞き手が
よい医師患者関係を生

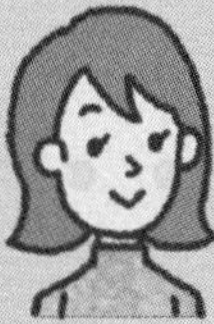

女性患者さんの
診察

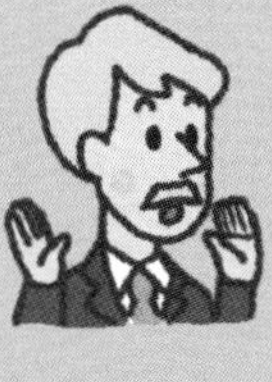

ワオ、
サンキュードクター

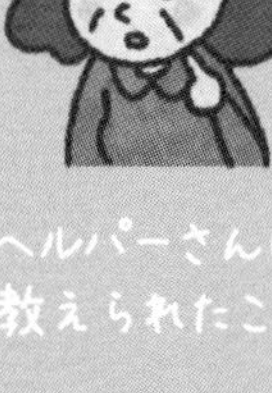

ヘルパーさんに
教えられたこと

医学出版

㊫患者さんとの接し方

亡き妻　小立千穂子に本書を捧げます

はじめに

医師がよい診療をするためには十分な知識と経験が不可欠であることは言うまでもありません。しかし患者さんとの接し方がよくないと、この2つは生かされません。コンピューターやＡＩが臨床の場に登場して以来、臨床の場の風景はすっかり変わりました。彼らの進歩は速く、その高い能力は医師の職を奪うような勢いです。しかし、そうなればなるほど、機械にはできない、温かい血の流れている人間にしかできない患者さんとの接し方、が求められているように思われます。

それではどのように患者さんと接するのがいいか。私はこれをテーマに２００８年8月より、若いドクター向けの月刊誌「月刊レジデント」に拙文を連載しました。そして、この中から28編を単行本にまとめ『患者さんとの接し方』として２０１３年4月に上梓させていただきました。

そしてこのたび、その後書き続けたものから続編『続・患者さんとの接し方』が出ることとなりました。私の希望をかなえてくださいました株式会社 医学出版 村越勝弘社長、終始ご指導いただきました編集部 月岡春奈様に心から御礼申し上げます。拙著が本書をお読みの皆様の診療に少しでもお役に立つことがあれば著者としてこれに過ぎる喜びはありません。

浅草寺病院 内科　**星野達夫**

もくじ

第1章

コンピューター、
人工知能万能時代、
患者さんとのよい接し方は？

01

まけるな人間ドクター①

まぶたの腫れ
―20年後に消える職業

人工知能の進化が目覚ましく、人間の職業を奪うのではないかと危惧される昨今ですが、医師という職業は20年後に人工知能にとって代わられることはないといいます（松尾　豊『人工知能は人間を超えるか――ディープラーニングの先にあるもの』（角川ＥＰＵＢ選書）ＫＡＤＯＫＡＷＡ／中経出版　２０１５）。

なにかほっとしますが、私は、接触性皮膚炎に罹患したある女性の話を聞いて、医師はそんなに安閑としていられないと思いました。次のＣＡＳＥはそのお話です。

CASE

Ｐ子さんは60歳少し前の主婦。ゴールデンウィーク初日の朝、顔に違和感を感じて目が覚めました。まぶたが腫れぼったく、目がよく開けられません。鏡を見て驚きました。両側の眼瞼がむくみで腫れあがり、まるで別人のような顔です。とっさに10日後に予定されている同窓会が頭に浮かびました。これではとても人前に出られません。Ｐ子さんは、インターネットで休日でも診療している皮膚科医を見つけて受診しました。

連休中ですが、外来は混んでいます。40歳少しすぎの女性医師がてきぱきと診療を進めていました。眼鏡をかけ、顔の半分はマスクでおおわれ、表情はわかりません。医師はＰ子さんの訴えを聞きながら、眼鏡越しにまぶたのむくみをじっと見てから「これでしたら、この薬を塗ってください」と言い、軟膏の処方箋を渡しました。それ以上の説明はありませんでした。病気の名前や何に注意したらいいかを聞きたかったのですが、質問などできない雰囲気がありました。「1週間後に来るように」と言われ、Ｐ子さんはすっきりしない気持ちで帰宅しました。

ところが、むくみは翌日からどんどんよくなりました。そして1週間後の受診時には、すっかり消えていました。医師はまた眼鏡越しに、むくみのあった部分をじっと見て、「もう薬はいりま

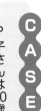

せん」と言いました。それで終わりでした。

顔が元に戻り嬉しかったのですが、必要なことしか言わないこの医師が、マスクで表情が見えないこともあって、ロボットや機械のように思えました。

P子さんは、「顔の腫れは完治したが、不全感が残った」と言いました。

解説

P子さんの話を聞いて、私は冒頭の、20年後に消失する職業に医師は入っていない、という記事を思い出しました。人間医師が人工知能に職を奪われる、これは言い換えれば、患者さんが私たち人間医師よりも人工知能のほうを選ぶということです。もしそんなことがあるとすれば、何が決め手になるのだろう、私は、CASEの医師と人工知能を3つの点について比べてみました。

第一は診断能力です。この医師は大変腕のよい皮膚科医だとわかります。P子さんの疾患をひと目で正確に診断し、治療も的確でした。しかし人工知能も、膨大な数の眼瞼浮腫例を見せ

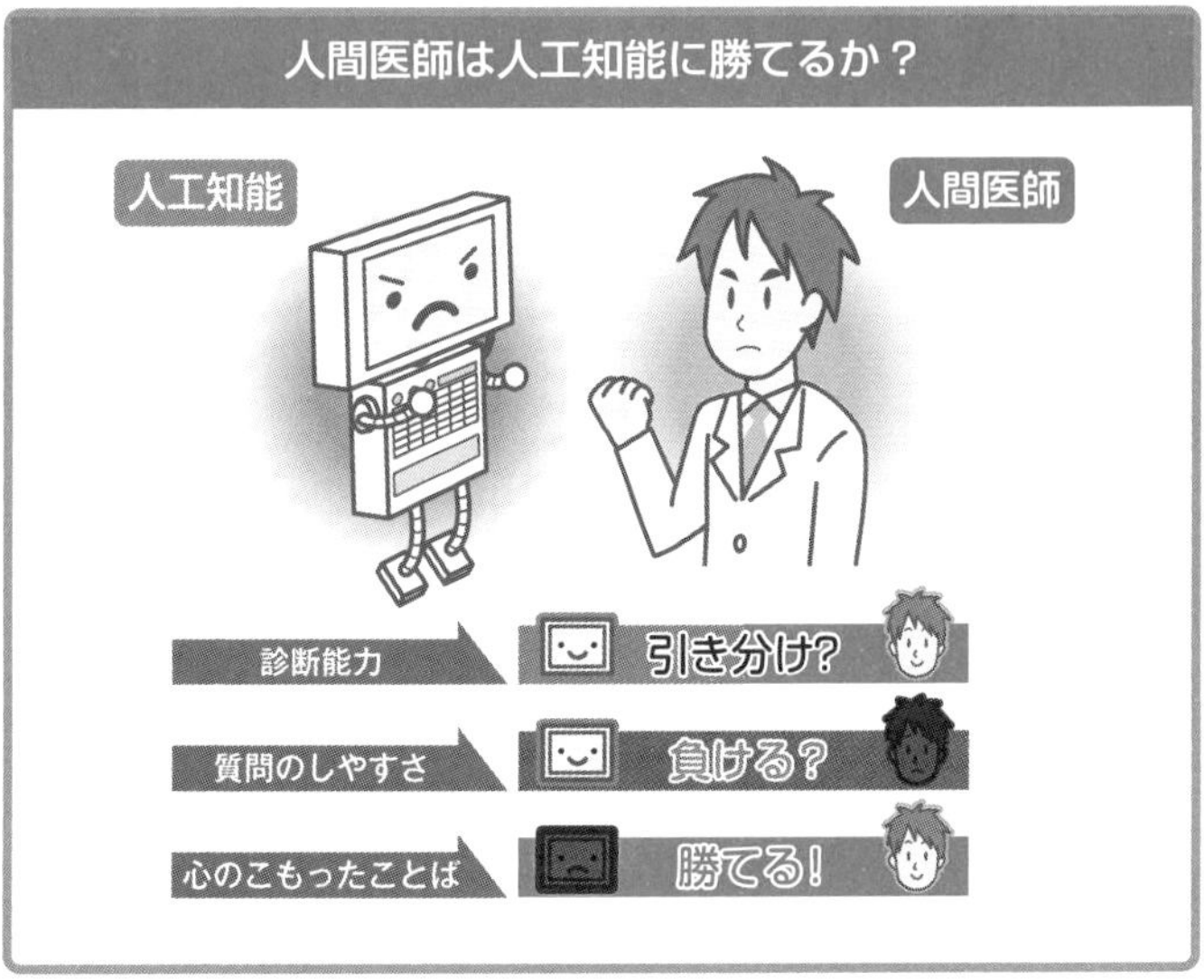

て覚えさせれば、ＣＡＳＥの医師よりも優れた診断能力を発揮するようになるかもしれません。

第二は患者さんに対する話し方です。Ｐ子さんは、必要なことしか話さないこの医師が、機械のように思えました。必要なことしか言わないとは、よいコミュニケーションをつくる努力をしないということです。治りさえすればいいと考えているのかもしれません。しかし、たとえば人工知能に、顔が急にむくんだ患者さんにかける適正なことばを数多く教えておき、状況に応じて出力させたらどうでしょう。完治したＰ子さんに「顔ガモトニ戻ッテヨカッタデスネ」

などという音声を流すかもしれません。そうすると患者さんは、共感のことばをまったくかけない人間医師よりも、自分の気持ちを汲んだことばを出す人工知能の診療のほうを希望するかもしれません。

そして第三は質問のしやすさです。P子さんは医師に、とても質問などできない空気を感じました。患者さんはそうでなくとも、こんなことを先生に聞いたら笑われるのでは、機嫌をそこねるのでは、などと気を遣うものなのです。他方、人工知能のほうは、どんな質問を入力しても気を悪くするなどということはありません。気兼ねなく何でも質問できる、患者さんにとってこんなにありがたい聴き手はありません。患者さんは、質問をしにくい医師よりも人工知能に診察してもらうほうを選ぶかもしれません。

たとえCASEの医師のように人工知能に負けない診断能力があっても、必要なことばしかしゃべらなかったり、患者さんに質問しにくい医師だと思われていたりすると、20年後には生き残れないのではないか——P子さんの話を聞きながら、私はそんなことを考えていました。

人工知能に職を奪われずに医師として生き残るには、どうしたらいいのでしょうか。私は最も決め手となるのは、人間的に振る舞えるかどうかだと思います。

そういうとむずかしそうですが、そんなことはありません。患者さんに共感して心のこもったことばをかけ、やさしさとユーモアをもって接し、よい信頼関係を築けばいいのです。CASEの例でいえば、初診時にはむくみをじっと見た後で「さぞびっくりしたでしょうね」「同窓会に間に合うように、なんとかやってみましょう」と言い、再診時には「よかったですね」と、患者さんとともに完治を喜び、「同窓会を楽しんで来てください」と心から言ってあげればいいのです。

この「心から言ってあげる」が人工知能とちがうところなのです。心など持ち合わせない人工知能が、心からものを言ってあげることはできません。これは人工知能が人間に決して勝てない「種目」です。

皆さんは、温かい人間の血の通う診療をして、人工知能を迎え撃ってください。

02

まけるな人間ドクター②

コンピューター時代の医師

―TAVIを勧められた患者さん

医療の現場にコンピューターが登場してもう久しくなります。その能力は人工知能ＡＩの出現でますます高まっています。今にコンピューター万能の時代が来てＡＩを内蔵したロボットが医師の代わりをするようになり「人間ドクター」は要らなくなるのだろうか、そんな心配をする老内科医の私はある事例に出会い、人間とコンピューターのちがいを考えさせられました。

この症例を紹介し、コンピューター時代の医師について考えてみます。

CASE

Ｐさんは86歳の女性。５年前に大腸がんで手術を受けています。最近体動時に強い息切れを感じるようになりました。そしてここ1か月の間に何度か坂道を上がる途中に失神しました。専門病院を何か所か受診し、息切れと失神は高度の大動脈弁狭窄によることがわかりました。

そして彼女の病変は経カテーテル大動脈弁植え込み術（ＴＡＶＩ）の適応と考えられました。Ｐさんは大学病院循環器内科の、ＴＡＶＩのスペシャリストであるＬ先生に紹介されました。彼は日本のＴＡＶＩ領域をリードする第一人者でした。

これまでの経過と検査結果に目を通したＬ先生は彼女にＴＡＶＩを勧め、この処置をすれば息苦しさや失神発作から解放されると話しました。わかりやすく、丁寧な説明でした。

ところが彼女は「受けたくない」と応えました。以前受けた大腸がんの手術のときに大変つらい思いをしたからです。Ｌ先生は何度も説明の機会を作り、検査入院をしたときも含めて半年以上かけて説明を繰り返しました。放置すると突然死をする可能性も話しました。しかし、心臓病で死ぬのならそれでもいい、早くお亡夫《とう》さんのところに行きたい、と彼女の決心は変わりませんでした。そして結局はＴＡＶＩを断りました。

私はこのときの様子を彼女の息子さんから聞きました。彼は母親に付き添って何度もL先生の説明を聞いていました。「あれだけ懇切丁寧な説明をしてもらった先生の申し出を断るのは本当に申し訳ないと思った」と言いました。しかし最終的には母親の気持ちに従いました。

「それでL先生は何と言ったのですか？」と私は聞きました。息子さんはこう話しました。

「先生は『わかりました』とTAVIをしない選択肢を了承してくれました。受けたくないという気持ちはよくわかりますよという表情でした。そして穏やかな口調で『気持ちが変わったらいつでも受診してください』と言ってくれました」

解説

冒頭に、人間とコンピューターのちがいを考えさせられたと述べましたが、私はこの話を聞いて「あっ、こんなことはコンピューターにはできないな」と思いました。そして、Pさんの希望に対してL先生のような対応ができる診療ロボットが出てくるのはまだまだだなと思いました。それは以下の2点からです。

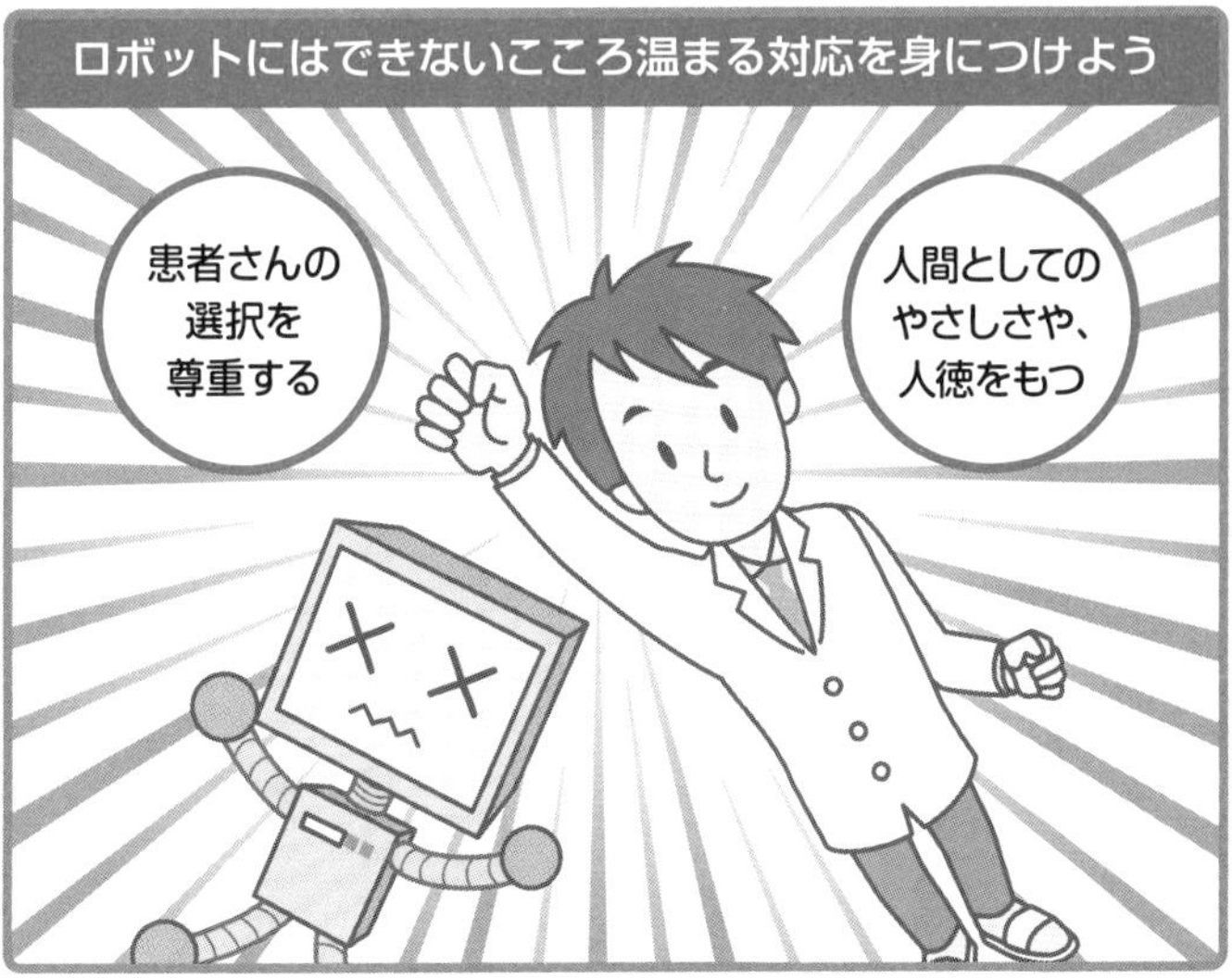
ロボットにはできないこころ温まる対応を身につけよう
患者さんの選択を尊重する
人間としてのやさしさや、人徳をもつ

(1) コンピューターは二進法でしか考えられない

この領域で医師に取って代わるコンピューターロボットなら、TAVIの第一人者であるL先生と同じレベルの知識と経験を内蔵したものでしょう。L先生はTAVIが最善の治療法と判断してPさんにこれを受けることを勧めました。コンピューターも同じような判断をするでしょう。

しかしL先生はPさんの「受けない」という気持ちも受け入れました。この選択肢も正しいと認めたのです。そのうえ、「もしも気持ちが変わったらまた受診してください」と、「受ける」「受けない」のどちらでもない選択肢も正しいとしました。つまり、白も正解、黒も正解、その間に無数にある中間色の灰色もすべて正解ととらえたのです。二進法でしかものごとを処理できないコンピューターには正解は1つしかないのですから、こんなことはできません。

(2) 相手を可哀想だと思うこころ、やさしさ、人徳

コンピューターロボットが、ひとたびTAVIが正しいと判断したら、Pさんが何を言おうと容赦なくTAVIを断行するでしょう。このような行き方は、人の気持ちにこころくばりをし、患者さんの立場に身を置いて考えることが基本である臨床にはなじみません。L先生がPさんの思いを受け止めたのは、相手を可哀想にと思うこのドクターの人間としてのやさしさであり人徳です。これらをコンピューターに教え込むことは容易なことでないでしょう。

コンピューターが相手の身になって物事を考え、こころ温まる対応をすることが本当にできるようにならないかぎり（そんなロボットがあれば私自身ぜひ仲よしになりたいと思いますが）コンピューター内蔵の診療ロボットが人間ドクターを臨床の場から追い出すような時代はまだまだ

来ないと思います。

私はそれよりも、人間のほうがコンピューターロボットのようになるのが怖いと思います。患者さんの言い分や考え方に聞く耳を持たない医師、人のこころが理解できずエビデンスが示す数字でしかものごとを決められない医師、人間がそんな機械のような医師になってしまうのが怖いと思います。

数字を比べて治療方針を決めるのなら機械である診療ロボットでもできます。機械にできる程度の患者対応しかできない医師は、コンピューター万能の時代になったら「こんな先生は要りません」となると思います。

皆さんは、患者さんに対して、人間的な、ロボットのような機械にはできないこころ温まる対応をして、コンピューター時代を生き抜いてください。

03

コンピューターと「しあわせ」①

治療方針の決定と診療用コンピューター

――レスピレーターに装着すべきか否か

最近の診療用コンピューターの進歩には目覚ましいものがあります。医療の現場では医師の業務が次第にコンピューターにとって代わられ、今に医師は要らなくなるのではないかとさえ思われるほどです。

肺がんの末期例で、レスピレーターの装着が正しかったか否かを担当医が長い間思い悩んだ事例を提示し、このようなむずかしい治療方針もやがては人間に代わってコンピューターが決定するようになるのかを考えてみます。症例は福井大学の寺澤教授のエッセーに書かれていたもので、著者（文中ではＴ先生）のお許しをいただき以下に紹介します。

CASE

Ｔ先生が研修医2年目のころ、深夜の当直帯に肺がん末期の男性患者さんが搬送されてきました。肺炎を併発し呼吸不全で意識がありません。挿管をしてレスピレーターにつなぎ補液と抗菌薬を始めたところ、間もなく意識が戻りました。しかし患者さんは人工呼吸器下で苦しそうでした。翌朝の回診でＴ先生は上司から、末期がん患者の苦痛を長引かせている、病気だけを治療するのではなく患者さんの人生を考えなくてはならない、と厳しく注意されました。患者さんは2週間後に亡くなりました。

尊敬する上司に叱られすっかり落ち込んだ彼は、1か月後、今度は院長室に呼ばれました。部屋にはその患者さんの家族がいました。叱責を覚悟する彼に院長は言いました。「ご遺族がどうしても君に会ってお礼を言いたいと言われる」。

思いがけないことばに戸惑う彼に、患者さんの家族は「父はもうだめだとわかっているのに、上司に叱られながら、できることを一生懸命にやってくれた若い先生の姿に家族みんなのこころが救われた」と感謝のことばを述べました。

上司の考えが正しいのか自分が正しいのか答えが出せないまま、Ｔ先生はその後30年以上ＥＲで診療を続けました。

ＥＲにはよく、入浴中に心肺停止になった高齢者が搬送されてきました。このような患者さんはまず救命できません。救急医の中には、入浴中の心肺停止は心肺蘇生の対象にしないと考える医師もいました。

症例を繰り返すうちにＴ先生は、救急車に同乗してくる患者さんの家族の様子に目を留めるようになりました。ある患者さんの妻は、夫の異変に気づかなかったことを後悔していました。今日は夫の風呂がいつもより長いと感じていた、なぜもっと早く見に行かなかったか、行けば助かったかもしれない、と。

Ｔ先生は、彼女はこれから一生自分を責めつづけるのだろうと思いました。彼女の心も救われなければならない、夫だけでなく彼の妻を加えた2人の患者さんを治療しなければ——そう考えて彼は心肺停止の夫の蘇生を試みました。

そうするうちにＴ先生は、30年来の疑問の答えが見えたように感じました。人工呼吸器につないだ自分もそれを叱責した上司も、それが患者さんやその家族に寄り添う治療であるならば、どちらも正しいのだと考えたのです。

（寺澤秀一　時間の風景８２８「忘れられない患者さん」メディカルトリビューン　２０１５年2月5日）

患者さんの“しあわせ”を考えて治療方針を決定しよう

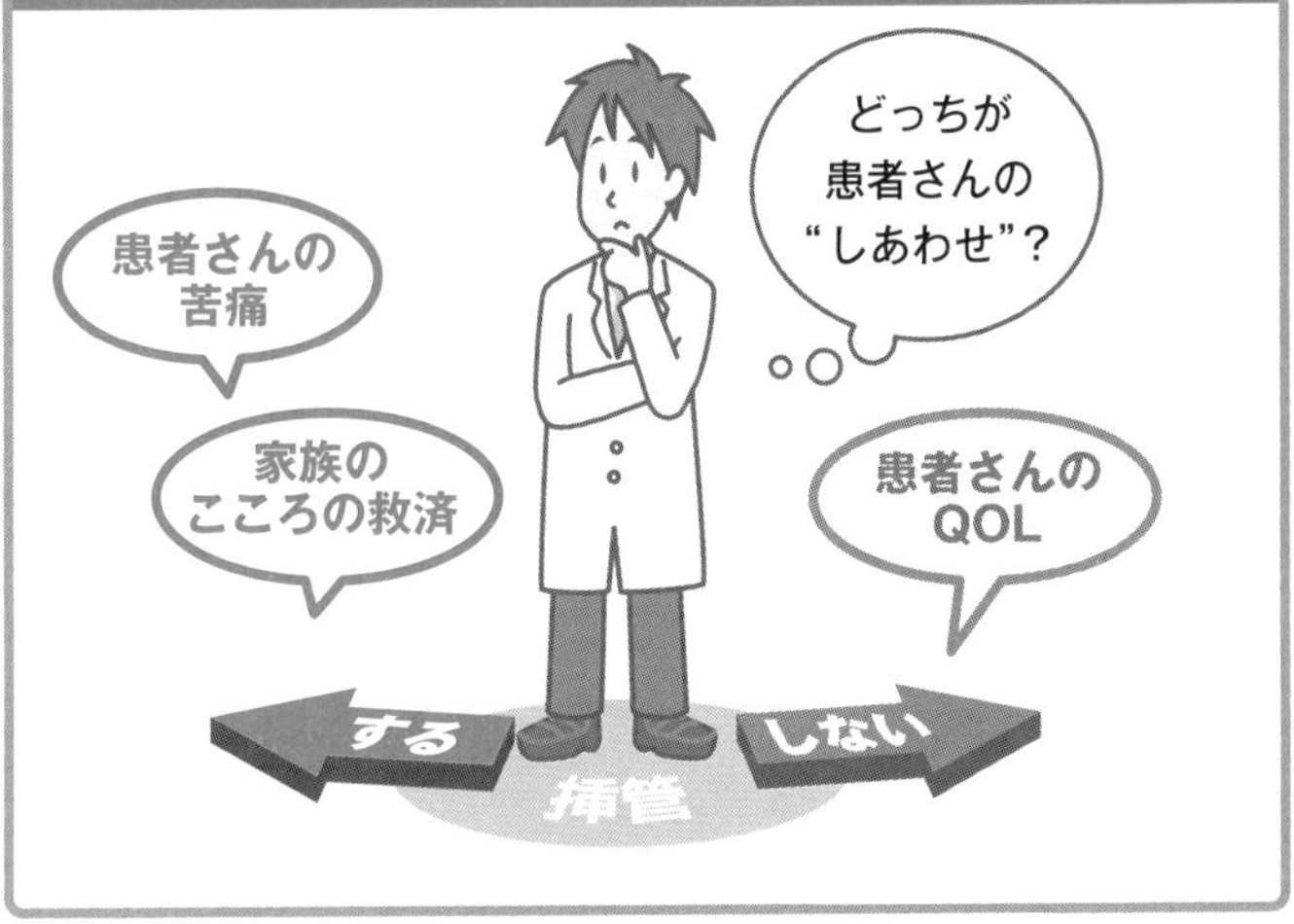
どっちが
患者さんの
“しあわせ”？
患者さんの
苦痛
家族の
こころの救済
患者さんの
QOL
する
しない
挿管

解説

　私は、患者家族の気持ちを思うと心肺蘇生をせずにいられなかったT先生の思いやりに感動し、「治療すべき患者さんは2人いる」ということばに、強い印象を受けました。そしてがん患者さんに挿管することも・しないことも、正反対の方針であるが、患者さんやその家族の気持ちに寄り添った治療ならばどちらも正しい、という捉え方に目からうろこが落ちる思いがしました。

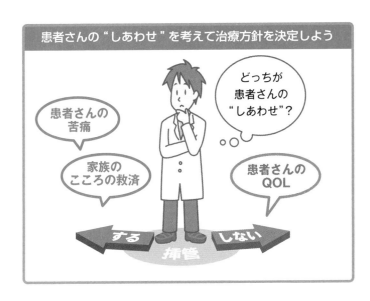

　治療が相手の気持ちに寄り添うかどうかを、T先生はどのように判定したのでしょうか？　私はその物差しは患者さんの〝し

あわせ〟だったと推測します。先生は治療手段の限られた状況の中で、どうすることが患者さんにとって一番しあわせだろうかと考えながら治療されたのではないでしょうか。

ところで、T先生のような考察や治療方針の決定が診療用コンピューターにできるでしょうか。私は2つの理由からむずかしいと思います。

理由の1つは、挿管するもしないもどちらも正しい、白も黒も正解だ、という考え方は〝0か1か〟のアルゴリズムのコンピューターにはないからです。

もう1つの理由は、〝しあわせ〟という概念がコンピューターに入力できないからです。〝しあわせ〟とは何か、これは人類が始まって以来議論されてきた命題だと思いますが、いまだに定義づけができていません。定義づけできないものはコンピューターに教えられないのです。

ある家族は挿管をしたほうが、ある家族はしないほうが、患者さんにとってしあわせだと考えるかもしれません。また挿管した後でやっぱり外してほしい、あるいは一旦拒否したがやっぱり挿管してほしい、という家族もいるでしょう。治療方針の選択肢は千差万別ですが、そのどれもが症例によってはベストになりうるのです。

このように治療法の選択肢には、白と黒だけでなく、その間の無数の中間色も含まれることがわかります。つまり治療方針を決めるということはアナログ的な仕事なのです。データをデジタル的に処理し、しあわせという概念が入力されていないコンピューターには、この作業はむずかしいと思います。

今後、コンピューターが進化し医療現場に進出すればするほど、医師にはより人間的な、人間にしかできない医療行為が求められるのではないかと思います。

04

コンピューターと「しあわせ」②
しあわせと診療用コンピューター

医師の役目のひとつは、どのように診療することが患者さんにとって一番しあわせかを考えることです。この〝しあわせ〟について考えてみます。

CASE

私の知人Pさんが誤嚥性肺炎で入院したと聞き、お見舞いに行きました。

彼は70歳の男性、52歳から狭心症で通院していました。彼には糖尿病と高血圧があるうえにヘビースモーカーで、冠危険因子を数多く持っていました。

Pさんはいくつもの会社を持ち、全国をエネルギッシュに飛び回る経営者でした。また彼は大のゴルフ好きで、支社を見回る際にはその土地のゴルフ場でプレーすることを忘れませんでした。そして彼は毎日ウイスキーをボトル1本空ける、大変な酒豪でした。糖尿病が悪化しインスリンが必要となってからも酒量は減らず、食事療法に真剣に取り組もうとはしませんでした。

しかし、やがてそのつけが回ってきました。66歳で不安定狭心症発作を起こし、それを皮切りに何度か心筋梗塞で入院しました。さらに一過性脳虚血発作で入院し、これに鎖骨下動脈盗血症候群による失神発作が続きました。それでも彼は、仕事とゴルフとウイスキーの生活に執着しました。一過性脳虚血発作や心筋梗塞で倒れたのもゴルフ場でした。

しかしさすがの彼も、脊柱管狭窄症で歩行が困難になってからは経営の第一線から退かざるをえなくなりました。最後に会ったときは「ゴルフもできなくなり、ウイスキーの量も3日にボトル1本に減りました」と弱音を吐いていました。

病床に横たわる彼の姿に、私は愕然としました。問いかけても目を天井に向けたままで反応がありません。付き添っていた奥さんが、このところ認知症の症状が出てきた、と話しました。脳動脈硬化によるものでしょう。もともと彼はダンディーで、身のこなしがスマートな人でした。年齢も私とあまり差がありません。認知症になるのはまだ早いと思いました。

「数年前まではあんなにさっそうとしていたのに、こんなふうになってしまって、かわいそうに」と言う私に、奥さんが言ったひとことは印象的でした。「夫はいくつも病気をしましたが『自分ほどしあわせな人間はいない』といつも言っていました」。そしてさらに、「私もそう思います。いつも自分の思いどおりに生きてきたのですから」と付け加えました。

解説

医学的にみれば、まだ働ける年齢で全身の動脈硬化と認知症を起こしたPさんは、自業自得とはいえ〝ふしあわせ〟な人といえるでしょう。しかし本人と妻は病を得てもなお〝しあわせ〟と感じているのです。私は、しあわせの捉え方は人によってちがうものだとあらためて感じました。

ところで〝しあわせ〟とは何でしょう。これは人類が始まって以来考えられている命題だと思います。『幸福論』を書いたヒルティ・アラン・ラッセル（私は題名しか知りません）などの哲学者・思想家をはじめ、数多くの人がしあわせをテーマに取り上げていますが、いまだに定義づけは

数値では見つけることのできない患者さんの“しあわせ”を探そう

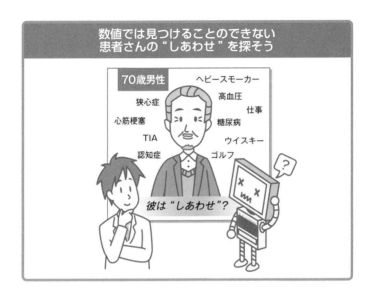

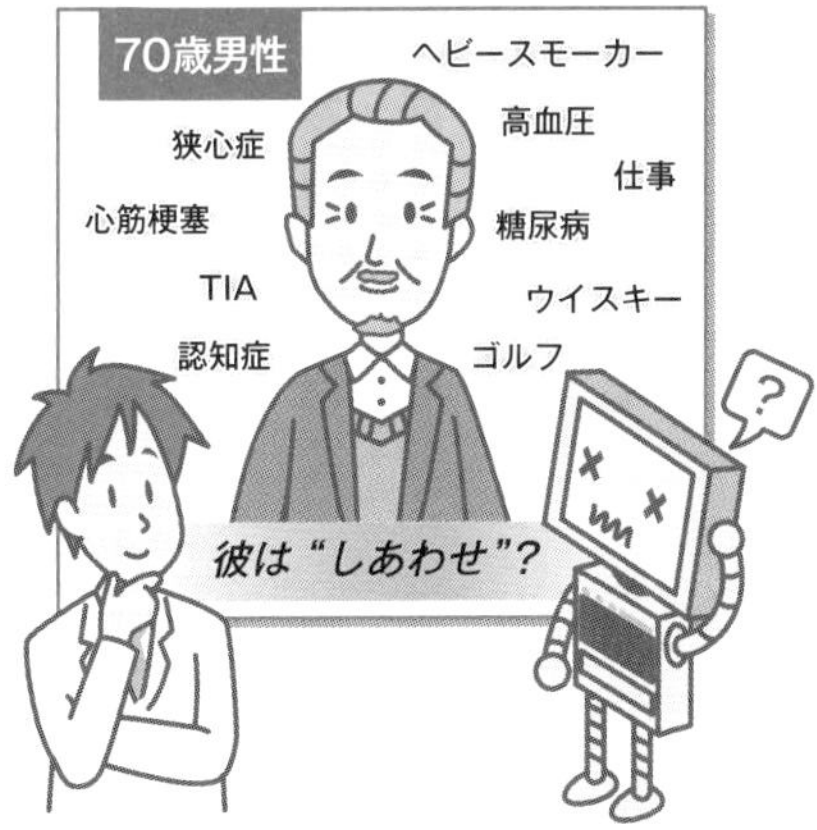
70歳男性
ヘビースモーカー
高血圧
狭心症
仕事
心筋梗塞
糖尿病
TIA
ウイスキー
認知症
ゴルフ
?
彼は“しあわせ”?

されていないようです。

それなら誰にもわからないのかというと、そうではありません。オリンピック水泳の平泳ぎで金メダルを取った当時中学2年生の岩崎恭子さんは、「今まで生きてきて一番しあわせ」と言いました。定義づけはできなくても、人間なら誰もがこの14歳の少女と同じく、しあわせとは何かを知っているのです。

冒頭に、医師の役割は、どのように診療することが患者さんにとって一番しあわせかを考えることであると述べました。ここでいう〝しあわせ〟とは、強いて定義づけるならば、「こころが満足している状態」といえるのではないかと思います。

しかし、しあわせの捉え方は主観的です。同じ状況でもしあわせに感じる人もいれば、そうでない人もいます。また同じ人でもその状況を、ある瞬間はしあわせと感じ、時が過ぎればそのように感じなくなることもあります。私たち医師はこの個人差とうつろいやすさという特徴をよく知ったうえで〝患者さんにとってのしあわせ〟を考えなければなりません。

私はしあわせの概念をコンピューターに入力することはむずかしいと考えています。しかし、たとえばどの薬剤が腫瘍を小さくし、生存率を改善するかをコンピューターで検索する場合を考えると、数値で表す〝腫瘍サイズ〟や〝生存率〟はコンピューターに教えることのできる〝しあわせ〟であるといえるでしょう。

しあわせをこのように判定したコンピューターは「この薬で腫瘍が小さくなり延命が期待される、だからあなたはしあわせです、飲むべきはこの薬です」と一方的に伝えるでしょう。しかしこれらの項目はしあわせの一部にすぎません。また、伝えられてしあわせを感じるかどうかは患者さん次第です。

人間である医師なら、患者さんのしあわせを全体で捉え人間的なムンテラをするでしょう。

具体的には数値やコンピューターの二進法では捉えられない〝しあわせ〟を探し、それに近づくための治療法を共感的に伝えるでしょう。

私はこれまで、診療用コンピューターが人間を追い越すのではないかと危惧してきました。しかしこのように考えると、患者説明の場では、しあわせがわからないコンピューターが医師の居場所を奪うことはまだないと思います。私はそれよりも、今後、人間のほうがコンピューターのようになって、患者さんに「この治療を受けるのか、受けないのか」と二進法で迫ることを心配します。

皆さんはどうか、人間的なやさしさと思いやりをもって患者さんに接してください。そして数値で判定する二進法では見つけることのできない〝しあわせ〟を探し出してください。

05

コンピューターが進化すればするほど人間的なドクターが求められる①

コンピューター時代の医療
―パソコンで自分の病気を正しく診断したOLの話

コンピューターの浸透で最近の医療現場の様相は一変しました。私のような、コンピューター時代の到来前に医師になった人間は、その変化を若い先生よりも敏感に感じているのではないかと思います。

このCASEはそんな、コンピューターに関するお話です。

CASE

Ａ子さんは私の内科外来に通う32歳のＯＬ。初診時の問診票に「バセドウ病ではないかと思うので診てほしい」とあったのが印象に残る患者さんです。

〝なぜそう考えたのだろう、医療関係の人だろうか〟と思い尋ねると、「そうではない」と言って、こんな話をしてくれました。

数週間前から体の調子がおかしく、体重が1か月間に3キログラムも減った。やせたのは嬉しいが、これまで何度も減量に挑戦した経験から、自分がこんなにやせるわけがない、おまけに食欲はむしろよいくらいだ、何かおかしい、と思い、インターネットで「体重減少」と「食欲がある」をキーワードに検索したところ、バセドウ病と出ていた――。

この病気にかかると、体がだるく、動悸がして、汗が多く出るようになる、とあり、みんな自分の症状にあてはまった、と彼女は言います。

検査の結果はＡ子さんの言ったとおり、バセドウ病による甲状腺機能亢進症でした。私は、〝患者さんが自分のパソコンで診断をつけて病院にやってくるとは大変な時代になったものだ〟と思いました。

解説

若い先生方は、〝こんなことはよくあることだ、とくに取り上げることでもないではないか〟と思われるでしょう。しかし私は、医学にはまったくの素人であるA子さんが、コンピューター時代が生んだインターネットを使って、正しい診断をしたことに衝撃を受けました。

このまま行くと、私が今外来で行っている診療もコンピューターが代わりに行うようになるのでしょうか？　そうなった場合、医師である私は何をしたらいいのでしょうか？

そんなことを考えながら私は、近未来を想像していました。

病院を受診した患者さんが診察室に入ると、医師の代わりにコンピューターが1台置いてある。前に座わり、問われるままに自覚症状などの情報を入力していくと、次に受けるべき検査がプリントアウトされてくる。指示された検査を受けて外来に戻り、示された金額を払って「診断」をクリックすると、病名が印刷されてスーッと出てくる。見ると、「あなたの病名は急性骨髄性白血病です」とある。次に「予後」をクリックする。すると、再び答えがスーッと出てきて「化学療法をしないと余命は3か月」と、こともなげに明記されている――。

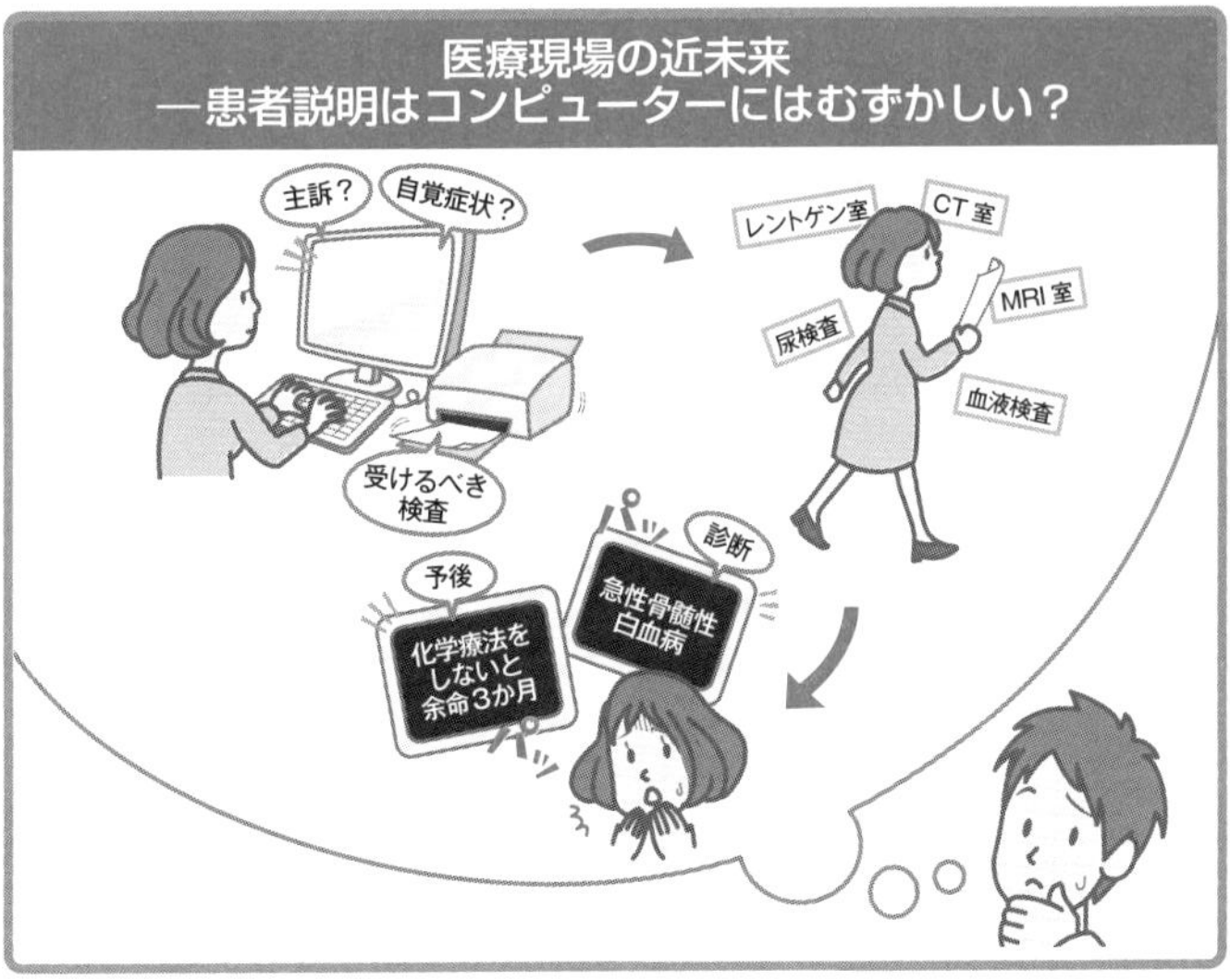
医療現場の近未来
―患者説明はコンピューターにはむずかしい？
主訴？
自覚症状？
受けるべき検査
レントゲン室
CT室
MRI室
尿検査
血液検査
予後
化学療法をしないと余命3か月
診断
急性骨髄性白血病
パッ
パッ

荒唐無稽な話と思われるかもしれませんが、膨大な人数を取り扱う、地域や職場の定期健診、人間ドックなどは、すでにほとんどがこれに近い方式になっています。

コンピューター時代になると、重大な疾患もこんなふうに伝えられるようになるのだろうか、と初老の内科医である私は心配します。

コンピューターは、伝えられる側の気持ちなどまったく考慮しません。情報を受け取る側は、年齢、性別、性格、育った環境、置かれている状況などが各人で異なり、さらに病名を聞いたときの反応にも個人差があります。これらのちがいも、コンピューターは充分には考慮してくれません。

白血病のような病名は、患者さんの個人差を見きわめ、気持ちを受け止め、共感を示しながら伝えなければなりませんが、コンピューターにはむずかしいでしょう。それは、この複雑な情報伝達方法が完全にはマニュアル化できないからです。

もちろんマニュアルにして教え込むことができる部分がないこともありません。たとえば深刻な内容を伝える場合には、患者さんを励ます目的で、ディスプレイに柔和な表情の医師が現れ、同時にスピーカーからやさしい口調で、

「アマリ気ヲ落トサナイデクダサイ」

と音声が流れるように設定する、こんなことは簡単にできるでしょう。しかし、いかにコンピューター時代に生まれ育った人たちでも、そう言われて、

「うん、そうか、よしわかった、元気が出たぞ」

と感じるものなのでしょうか？　私はそんなことはないと思います。

いつの時代でも患者さんは、思いやりとやさしさのある医師に病名を伝えてもらいたいのです。今後、よりよい患者説明ができるコンピューターが続々と出てくるでしょうが、人間を追

い越すことはできないと思います。私はなぜか昔読んだ、「アキレスと亀」の競走の話を思い出しました。

コンピューター時代に乗りきれない私のたわごとのような話になりましたが、これから先、医療現場がコンピューター万能の世界になればなるほど、人間らしさを発揮できる医師が求められると思います。

コンピューターにあるのは「正確さ」だけです。皆さんはコンピューターのような正確さだけの医師になってはいけません。頭脳はコンピューターのようでも、こころは人に対するやさしさと温かさのあるドクターになってください。

06

コンピューターが進化すればするほど人間的なドクターが求められる②
これからの医療の100年
―skilled and caring

アメリカの週刊総合医学雑誌 *New England Journal of Medicine*（*NEJM*）は、2012年に創刊2百年を祝いました。年末の最終号の Editorials に「これからの医学の百年を垣間見る」(Isaac S. Kohane, *et al.*) という論文が載り、

「医学は今後さらに加速度的に進歩する。新たな疾患が発見され、病態が解明され、医療の質は格段に高まるだろう。その結果、医療の専門家とそうでない人々との医学的知識の較差がますます拡がり、患者は引き続き医師に依存するだろう」

とありました。

そのような時代の医師患者関係はどうなるのでしょうか。私が経験した事例を提示して考えてみ

ます。

CASE

大手スーパーに勤める41歳の男性・Pさんは、会社の定期健診で心電図異常を指摘され、心臓の専門医を受診するように指示されました。検査結果の心電図の欄を見ると〝ブルガダ症候群の疑い〟とあります。医学とは縁のないPさんにとって初めて聞く病名です。

インターネットで「ブルガダ症候群」をキーワードに調べると、〝ナトリウムチャネルの異常によると思われる疾患で、重症不整脈である心室細動により失神し、死に至る場合もある。若年性突然死の家族歴がある場合が多い。昔、ぽっくり病と呼ばれていた病気に当たると考えられている〟とありました。

健康には自信があり、「ナトリウムチャネル」などといわれても自分とは関係のない話のように感じたPさんですが、〝死に至る場合がある〟という記載に驚きました。そして家族歴に関して、従兄が43歳のときに突然死したことを思い出しました。

急に不安になったPさんは私の外来を訪れました。

解説

私が「ぽっくり病」という病名をはじめて耳にしたのは小学生のころです。世の中にはこんな名前の病気があるんだ、と思ったものです。一方、「ブルガダ症候群」は1992年に、特異な心電図所見を有して心室細動を起こす疾患として、スペイン系ベルギー人のブルガダ3兄弟により報告され、その後の研究で、ぽっくり病の本態ではないかと考えられています。そのブルガダ症候群を持つ人の中に、細胞膜のナトリウムチャネル異常が発見され、さらにこのチャネルを規定する遺伝子異常が見つかっています。

ぽっくり病から、分子生物学的レベルや遺伝子レベルの異常の発見まで、医学の進歩の速さを目の当たりにする思いです。これからの百年は何をもたらすのでしょうか。

病名を聞いて戸惑うPさんを見ながら私は、〝医学の進歩が医療の専門家とそうでない人々との医学的知識の較差を拡げる〟という、あの*NEJM*の記事を思い出しました。〝診断名も今後はより詳細に分類され層別化されたものになる〟と記事は推測します。患者さんには、今よりはるかに個別的な、その人にだけあてはまる病名が伝えられるでしょう。しかし診断され

近未来の医師患者関係

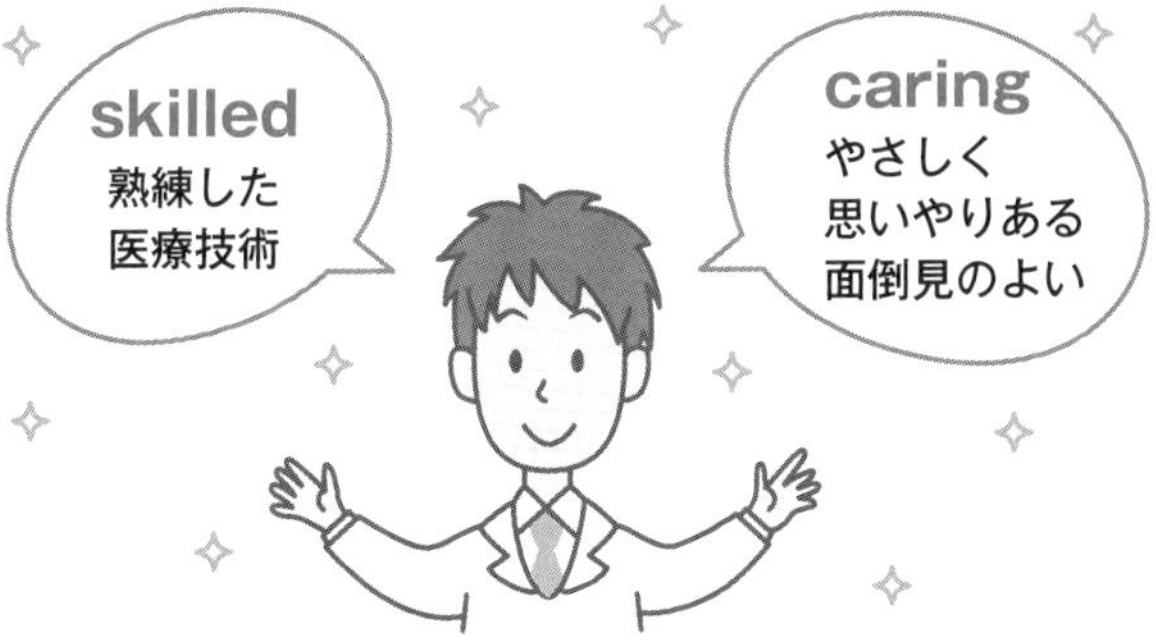
skilled
熟練した
医療技術
caring
やさしく
思いやりある
面倒見のよい

患者さんに求められるのは、
“skilled” で “caring” な医師！

た患者さんのほうはどうでしょうか。私たち医師でも専門外の分野の進歩はなかなかわかるものではありません。患者さんはなおのことでしょう。分子レベルや遺伝子レベルの異常を冠した病名を唐突に耳にしたCASEのPさんのように、当惑するでしょう。

そのような時代の医師患者関係はどうなるのでしょうか。

NEJM の記事で私が最も印象づけられたのは、近未来の医師患者関係に関する次の部分です。

「医療がハイテクノロジーを背景に進歩し、医療情報があふれる世の中になればなるほど、患者はますます医師に依存し、指導、支援、助けを求めるようになる。これに応えられるのは、skilled で caring な医療のプロだけだ」

〝skilled〟とは「熟練した医療技術を持つ」という意味です。私たち医師がみな等しく目指す理想像です。一方、〝caring〟には「やさしく思いやりがある」だけでなく、「面倒見のよい」という意味があります。患者さんが何を必要とし、どうしてほしいと思っているかを考えて助けようとする積極的な姿勢をいうのです。

私は、わが意を得たり、と思いました。近未来の医療現場でも、患者さんとの接し方のノウハウが役立つのです。

「ブルガダ症候群の疑い」と言われて戸惑うPさんに、私はまず、「病気の内容を聞いて不安になるあなたの気持ちはよくわかります、誰でもあなたと同じように感じます」と共感を伝えました。そして、「突然死する確率はたしかにあるが、全員がそうなるのではない」と話し、Pさんが過剰な恐怖心を抱かないように努めました。そのうえで、「入院をして心臓電気生理学的検査を受け、病態を把握してもらうのが最善の方法だと思う」と私の考えを述べました。最悪な事態をあれこれと想像してきたPさんは、具体的な選択肢を示されて少し安心したようでした。

患者さんの不安を取り除き、最善の医療を選択できるように導くことができるのは、私たち医師しかいません。これから先、ハイテクの医療になればなるほど、医師の役割はますます大きくなると思います。百年後でもいつの世でも、患者さんはcaringな医師を求めるのです。

07

コンピューターが進化すればするほど人間的なドクターが求められる③

医療コンピューターについて考える

―非言語的メッセージのちから

2014年の元旦の東京新聞に囲碁と将棋の名人の対談が載っていて、コンピューターと人間が対局して人間が負けたことが話題になっていました。外科領域ではロボットが人間よりも優れた手術をするロボット手術の話を聞きます。内科領域でもやがては医師に取って代わるような医療ロボットが登場するでしょう。人間は自分が作りだしたコンピューターに勝てなくなるのでしょうか。

私の体験例を提示して、医療コンピューターについて考えてみます。

CASE

Pさんは41歳の女性。このところ不眠で疲れやすい、何か重い病気があるのではないか、と不安そうな顔で訴えます。

ひととおり全身の検査をしましたが異常はみつかりません。私は「重大な病気はなさそうですよ」と伝えました。このように言うと、たいていの人は安心するものですが、彼女は暗い顔で黙っています。その表情が気にかかり、「何か他に具合の悪いところがありますか?」と尋ねると、「2か月前に夫を亡くした、それ以来夜眠れない」という答えが返ってきました。驚いた私は尋ねました。

「(その若さで)ご主人を亡くした?」

「自分たち夫婦は肉屋をやっていましたが、2か月前に夫が胸部解離性大動脈瘤で急死しました。夫は高血圧がありましたが、元気で働き者でした。今はアルバイトの若い人を使ってなんとか店を続けています」

最愛の伴侶に突然先立たれたのでは、彼女のようになるのも当然です。それにしても、夫が死亡した後の店をひとりで切り盛りしているとは、彼女は気丈な人なのだろう、と思いました。

悲しみを乗り越えるには時間の経過を待つしかありません。以前、夫に先立たれた女性の手記を読んだことがありますが、その中にあった記述を思い出して私は、「一番いいのは、泣くことです」と言いました。そしてさらに何かを言ってあげたいという気持ちから、こう付け加えました。

「泣いてもいいんですよ」

何気なく言ったこのことばに、Ｐさんは思いもかけない反応をしました。突然彼女の眼から大粒の涙がこぼれ出したのです。負けず嫌いな女性とばかり思っていた私は驚きました。そして励ましました。

「そう、それでいいんです。残念だ、悔しい、という気持ちを全部涙にこめて、涙が出なくなるまでうんと泣いてください」

数分後、Ｐさんはびっくりするほど晴ればれした表情になり、帰っていきました。後日、本人から、泣いてもいいんだよと言われ、がんばって我慢していなくていいのだとわかり気持ちが軽くなった、と聞きました。

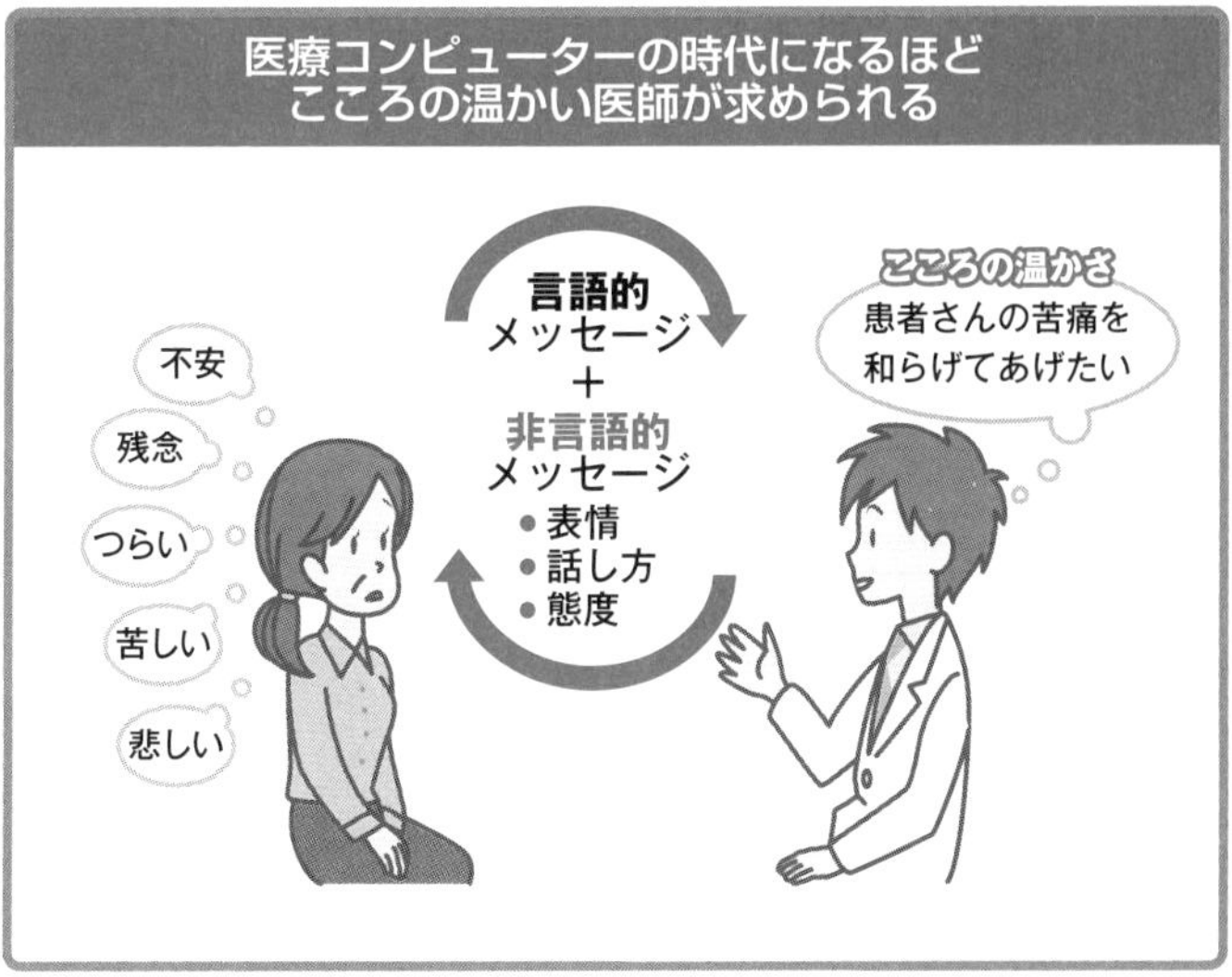
医療コンピューターの時代になるほど
こころの温かい医師が求められる
言語的
メッセージ
＋
非言語的
メッセージ
●表情
●話し方
●態度
不安
残念
つらい
苦しい
悲しい
こころの温かさ
患者さんの苦痛を
和らげてあげたい

解説

私は何気なく言ったひとことの効果に驚きました。そしてふとコンピューター将棋の話を思い出しました。将棋や手術では人間を凌駕するコンピューターですが、外来診療でも、たとえばＣＡＳＥの私と同じことができただろうか、と思いました。

私はＰさんの表情が気になって質問し、彼女のこころの底にある苦悩を聞きだし、なんとか支えてあげたいという気持ちから「泣いてもいいんですよ」という〝正解〟を口にすることができました。これは効果を確信して言ったのではなく、偶然頭に浮かんだことばでした。

コンピューターが、伝えた内容から期待される表情の変化がＰさんに表れないことを認識し、私がしたような質問を「自発的に」する、などということがあるでしょうか。コンピューターが、相手の苦痛に「共感して」、効果があるかどうかわからないことばを「思いつきで」出力するでしょうか。将棋なら、勝算が不明な新しい指し手を創り出すようなものでしょう。

しかし、できるかもしれません。脳の局所の活動状態から人が何を感じているかがわかるといいます。人の表情から心の中を読み取るコンピューターが臨床の場に登場しても不思議ではありません。そして入力されている膨大な語彙から「泣いてもいいんですよ」を出力するかもしれません。そうなると、私の代わりに「ムンテラ・ロボット」が患者説明をするようになるかもしれません。

しかしそれでも、コンピューター時代以前に医師になった私には、ロボットに「泣イテモイインデスヨ」と言われてＰさんがわっと泣き出し、涙を流した後で癒されて診察室を出ていく、などという光景はやはり想像できません。それは、音声を発する機械には人間の血が流れていないからです。

コンピューターの能力は圧倒的です。自覚症状や検査所見を入力すればコンピューターが診断を下すことなど当たり前になるでしょう。しかし診療の最前線でコンピューターが威力を発揮すればするほど、より人間的な、温かい血の流れているドクターが求められるようになるのではないかと思います。

医療の基本はコミュニケーションです。つまり人間同士が言語的メッセージと非言語的メッセージを発信し受信しあうことです。患者さんの気持ちを察して、苦痛を和らげてあげたいという医師の人間的な気持ちは、医師の表情、話し方、態度といった非言語的メッセージで相手に伝わるのです。私はこの非言語的メッセージこそ、コンピューターが人間に追いつけない領域だと思います。

若い医師の皆さんには、コンピューターに負けないように頭脳を鍛え、人間的でこころの温かいドクターを目指していただきたいと思います。

08

人工知能時代の医師

コンピューターが進化すればするほど人間的なドクターが求められる④

最近、人工知能の進化がマスコミをにぎわせています。チェス、将棋についで囲碁でも、人間は人工知能に勝てなくなりました。人工知能の進出で、20年後に消える職業も予測されています（松尾　豊『人工知能は人間を超えるか――ディープラーニングの先にあるもの』（角川ＥＰＵＢ選書）ＫＡＤＯＫＡＷＡ／中経出版　２０１５）。

医師の仕事もいまに彼らにとって代わられるのだろうか、私はある患者さんを診ながら、そんなことを思いました。

CASE

Pさんは77歳の男性。動悸と体重減少で受診してきました。食欲が落ち1年間で52キログラムから46キログラムに減った、自分は胃がんではないか、と暗い表情で言います。

顔色が悪く、採血をするとヘモグロビンが8・4g/dLと著明な貧血があります。貧血のパターンは比較的遭遇することの少ない大球性高色素性貧血でした。

その原因の第一には、Pさんが心配する胃がんがあります。私はその可能性をPさんに話し、胃カメラをはじめとする検査計画を立てました。

検査の結果、Pさんの疾患はビタミンB12の欠乏による悪性貧血と判明しました。心配した、胃がんなどの悪性腫瘍は見つかりませんでした。血液専門の先生からは「葉酸とビタミンB12でよくなりますよ」とコメントをもらいました。

再診の日、初診時の心配顔を思い出しながら、早く結果を伝えてPさんの喜ぶ顔が見たい、と思いました。私は彼が診察室に入って来るなり、

「Pさん、よい結果でしたよ。悪いものではなかったですよ」

と言いました。ほっとした表情になった本人から、

「ありがとうございました」と感謝のことばが返ってきました。

解説

古い話ですが私が医師国家試験を受けたころ、悪性貧血は試験に必発の疾患でした。しかし私はこの年齢になるまで、自分が初診医で悪性貧血を見つけたことはありませんでした。1か月間の薬の内服で、Pさんはすっかり血色がよくなりました。回復の早さに驚きながら、私はふと、冒頭の松尾豊さんの本に載っていた「あと10～20年でなくなる職業・残る職業」の表を思い出しました。医師は「残る職業」に入っています。そして人工知能がPさんを診たら、どのようにことが進んだだろうか、と想像してみました。

私はまず鑑別すべき疾患を思い浮かべ、いくつかの検査で胃がんをはじめとする大球性高色素性貧血を起こす疾患を除外し、血液検査でビタミンB12の低下を確認して診断をつけました。人工知能なら蓄積された最新の医学情報を駆使して、私よりはるかに短い時間で診断をつけた

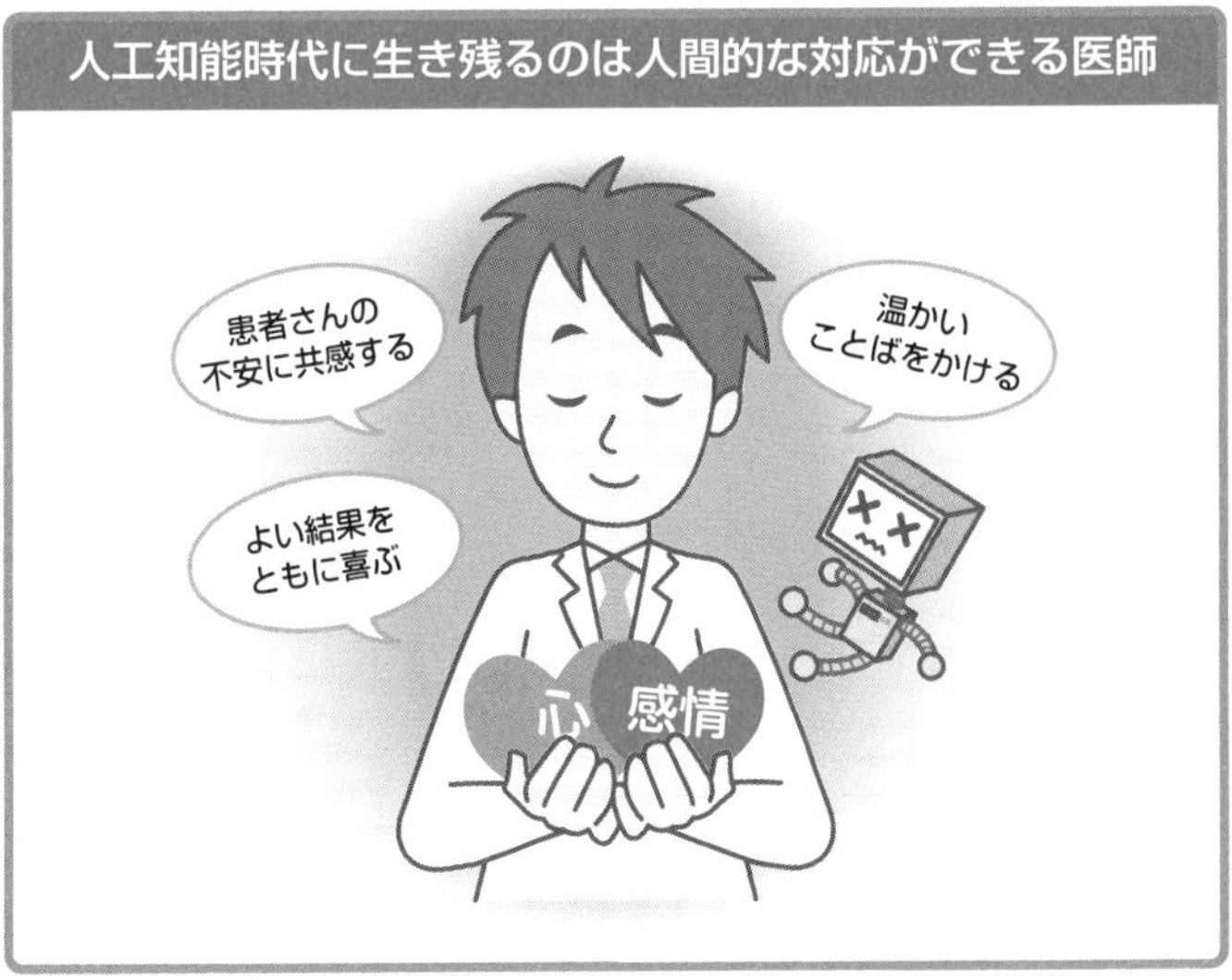
人工知能時代に生き残るのは人間的な対応ができる医師
患者さんの不安に共感する
温かいことばをかける
よい結果をともに喜ぶ
心
感情

でしょう。この速さには人間は到底かないません。

それなら、人工知能がとって代わることのできない医療の部分は何でしょう。私はそれは、患者さんに対して人間的な対応をすることだと思います。

人間的な対応とは何か、一言でいうのはむずかしいのですが、この本のテーマ「患者さんとの接し方」は、そのまま「人間的な対応のしかた」と言い換えてもいいように思われます。その代表として「患者さんに共感する」を取り上げてみます。

私は、このよいニュースを早く伝えて、喜ぶＰさんの顔が見たい、と思いました。

不安でいっぱいの気持ちに共感し、よい結果をともに喜びたいと思ったのです。

そのとき私は、ある女性患者さんの体験談を思い出しました。

63歳の彼女は目が重い、物がかすんで見える、自分は緑内障ではないかと心配になり、総合病院の眼科を受診しました。問診票の記入がすむと、すぐに検査が始まり、視力検査、眼底写真撮影、眼圧測定、視野検査がてきぱきと行われました。それぞれの検査の結果を知りたかったのですが、タイミングを見いだせずに検査が進みました。最後に医師の結果説明を受けました。30歳台後半の男性医師はただひとこと、「正常です」と彼女に告げました。それでおしまいでした。

私はこれを聞いて、なんだか機械が話しているようだ、もっと人間的な対応ができなかったのだろうか、と思いました。といっても、なにもむずかしいことではありません。相手の不安に共感し、よい結果をともに喜び、「眼圧も正常、眼底に緑内障の変化は見られませんよ。視野も異常はないし、心配されていた緑内障は考えにくいですよ」と言うだけで、立派に人間的な対応になるのです。

こんなことは人間なら容易にできるでしょう。しかし、この簡単で当たり前のことを人工知能に教え込むとなると、大変むずかしいのです。

ところで私たち医師は、なぜ義理も何もない患者さんに共感し、よい結果をわがことのように喜ぶのでしょうか？　それは、人間である医師が、同じ温かい血が流れる人間の患者さんとつながっていると感じるからだと思います。「感情」や「こころ」を持たない機械である人工知能が、患者さんに対してこのように「感じる」などということはありません。彼らが人間にとって代わることのできない領域はここだと思います。

人工知能万能の時代になっても、医師が共感を持って対応するかぎり、患者さんは、機械の音声でなく医師の人間の声による病気の説明を希望すると思います。そして、ただ機械的に「正常です」としか言わなかった前述のような医師は、やがて人工知能にとって代わられるのではないでしょうか。

人工知能は今後さらに進化し、ますます人間に近い機器が登場してくると思います。しかし私はそうなればなるほど、人間的なドクターが求められ、人間的な対応ができる医師だけが生き残るのではないかと思います。

09

コンピューターだけではだめ、よい医療、よい接し方には人間ドクターがいなければ①

患者さんとの接し方と診療用コンピューターソフト

―海外のテレビドラマより

もう旧聞に属しますが、コンピューター将棋ソフトと将棋棋士の米長邦雄元名人が対局したことがあります。２０１２年1月14日のことです。結果は米長さんの完敗でした。コンピューター時代が到来する前に医師になった私は、人間が自分の作り出したコンピューターソフトに負けたことに、強い衝撃を受けました。

昨今の診療用コンピューターソフトの進歩には目覚ましいものがあります。やがては医療の現場でも、人間はコンピューターにかなわなくなるのだろうか、そんなことを考えながら私は、昔見た海外のテレビドラマを思い出しました。50年ほど前、毎週放映されていたスリラーもの、サスペンスもののひとつです。ヒッチコック劇場だったかそうでなかったか、出典も題名も忘れてしまいましたが、物語の大筋、とくに最後のクライマックスシーンはよく覚えています。

まずこのお話を紹介し、診療用コンピューターと診療、とくに患者さんとの接し方について考えてみます。

CASE

舞台は製品の組み立てをする工場です。首からストップウォッチをぶら下げた工場長が流れ作業のベルトコンベアが回る工場内を見回っています。ときどきストップウォッチに目をやっては「手を抜くな、速く動け！　もっとスピードを上げろ！」と部品を組み立てる従業員を叱咤します。

工場はフル回転で稼働しましたが彼は満足しません。もっと生産を上げようと彼は従業員の一部を辞めさせ代わりにロボットを配置しました。すると生産が上向きはじめました。気をよくした彼はさらに何人かの従業員をクビにしてロボットと入れ替え「手を抜くな、速く動け！　もっとスピードを上げろ！」とげきを飛ばしました。すると成績はますます上がりました。

喜んだ工場長はさらに多くの職員を辞めさせ、最後にはすべての従業員をロボットに入れ替えました。生産は最大限に上がりました。工場長室の大きな椅子に体をうずめた満足顔の工場長が大写しになり、画面がフェイドアウトしました。

そして最後の場面になります。再び工場長室の大きな椅子が画面に現れます。椅子には工場長の代わりにロボットが座っています。首からは彼が使っていたストップウォッチがぶら下がっています。ストップウォッチの秒針をにらみながら工場長ロボットは作業をするロボットたちに「手を抜くな、速く動け！　もっとスピードを上げろ！」と声高な音声を発します。工場はますます活気を呈します。こうして工場は、工場長も流れ作業のラインに立つ従業員も、すべてロボットにとって代わられました。

解説

見終わって私は背筋が寒くなったことを覚えています。将棋ではコンピューター将棋ソフトに人間が負けた。外科領域でも手術ロボットがよい手術をしている。私が従事している内科外来でも、人間よりも優れた診療用コンピューターソフトが現れ、医師の居場所を危うくするのでしょうか。

コンピューターの強い点は言うまでもなく、蓄積された情報の量、人間でいえば記憶力でしょう。米長さんは、「将棋ソフトが複雑な詰将棋の解答をすべて記憶していて、自分が1時間もかかった問題を瞬時に解いた。戦い方も江戸時代から近代に至るまでの戦型を全部覚えていた」と書いています（米長邦雄『われ敗れたり——コンピュータ棋戦のすべてを語る』中央公論新社）。蓄積された医学知識を駆使して速く正確に診断し、最新の治療法を表示する診療用コンピューターと人間医師とでは勝負にならないと思います。

一方コンピューターの弱い点は、診療に際して患者さんとよい接し方ができないことでしょう。診療の柱は、病歴を聴取し診断をつけて病名と治療法を相手に伝えることです。「よい接し方」とはたとえば、病歴をとるときには相手の苦痛に共感して訴えに耳を傾け、ことばの裏にある、助けを求める叫びを聞き取ろうとすることです。また伝えるときには相手の気持ちに配慮しながら病名を言い、相手の身になって最もよい解決法を一緒に探すということです。コンピューターが自動的に作動して、患者さんとこのような接し方ができるようになるとは、私には想像できません。

そのうえ患者さんは、苦痛の訴え方も病気の受け止め方も、一人ひとりまったくちがいます。

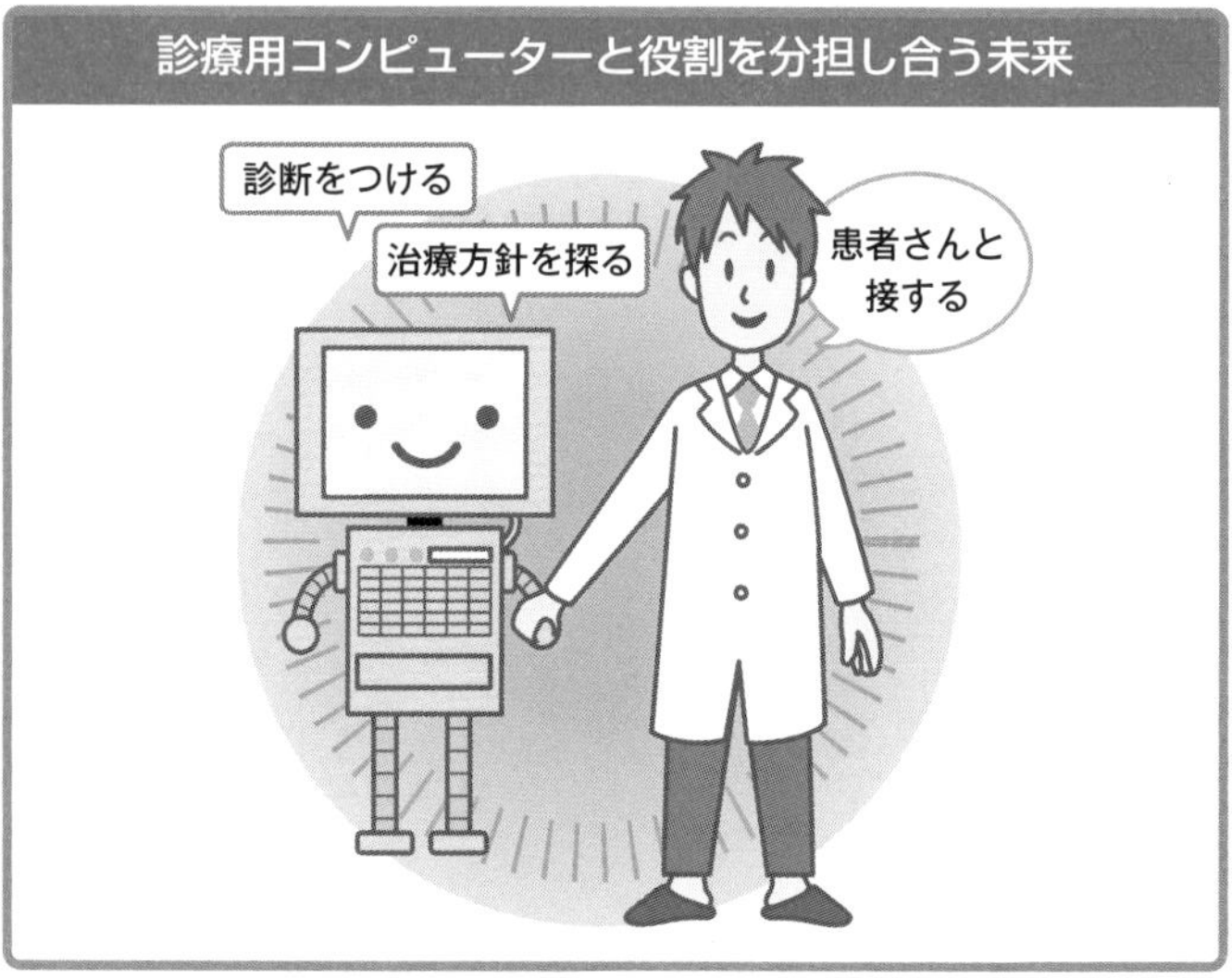

したがって患者さんとの接し方も一人ひとりちがうものでなければなりません。つまり患者さんと接することは究極のアナログ的行為なのです。物事をデジタル的に捉えるコンピューターには大変むずかしい仕事です。

CASEは、コンピューターが進化してくると、私たち臨床医の脅威になるのではないかという不安を抱かせました。しかし前述のように考えてみると、コンピューターが、人間のように非言語的メッセージを受け止めたり発信したりすることができ、人間のような温かさとやさしさをもって患者さんと接することができるようにならないかぎり、臨床医の脅威になることはないと思います。

それよりも、両者は競い合うのでなく役割を分担し合えばよいのではないでしょうか。診断をつけたり治療方針を探ったりするときにはコンピューターがその優れた記憶力を大いに発揮する、患者さんと相対する段になれば今度は人間が、コンピューターには欠けている「人間性」を大いに発揮してよい接し方をする、これでよいのではないかと思います。

10

病歴聴取とコンピューター ——MENSURA ZOILI

コンピューターだけではだめ、よい医療、よい接し方には人間ドクターがいなければ②

第1章を通して、医療コンピューターが進歩しても、そのために医師が要らなくなることはないだろうというお話をしてきました。そして、コンピューターが患者さんに対して人間医師よりもよい接し方をすることはむずかしいと述べました。

この章の最後に、病歴聴取から診断に至るまでを実例で示し、具体的に患者さんとの接し方のどの点がコンピューターにとってむずかしいかを考えてみます。事例は、私の外来に通ってくる女性患者P子さんのお母さんの話です。

CASE

Ｐ子さんは84歳になる母親がこのところ介助なしには歩けなくなったので、地元の総合病院に連れていきました。元気だった母の変貌ぶりに頭の中が真っ白な彼女は、診察室に入るとすぐに不安な気持ちを医師に訴えはじめました。担当医は40歳近くのやさしそうな感じの男性医師でした。彼は看護師に椅子を持ってきてもらい、穏やかな口調で「まあ、お座りください」と言いました。それだけで彼女は、心配や不安が半減したような気持ちになりました。

医師は問診票に目を通しながら尋ねました。

「お母さんの歩き方は、あるとき急におかしくなったのですか？」

彼女は、数日前からおかしくなり、だんだん歩けなくなった、前にちょこちょこと進むような変な歩き方をするので尋ねると、母は「足が勝手に前に出てしまうんだよ」と答えた、と話しました。

それから彼女は、「このところ、わけのわからないことを言うのです」と一番気がかりなことを訴えました。ある日トイレから出てきた母が廊下でうろうろしているので、どうしたのかと尋ねると「居間にどう戻るかわからない」と答えたのです。Ｐ子さんには衝撃でした。それ以来、母はつじつまの合わないことを言うようになったのです。

母は認知症なのでしょうか、と心配する彼女に医師は、脳卒中、脳炎、硬膜下血腫、電解質異常、ビタミン欠乏症などかもしれませんね、と言いました。

〝トイレ〟でふと思い出して彼女は言いました。

「あのー、このところ母はトイレの回数がすごく多いのです」

歩けなくなったこととは関係ないことかもしれないが、この先生ならどんなことでも聴いてくれると感じたからです。結局はこれが大切な情報になりました。

「えっ、頻尿があったのですか?」

医師は診断の目途がついたような表情になって言いました。そして採血と脳のCT検査をオーダーしました。

その結果、P子さんの母親の疾患は正常圧水頭症と判明しました。

ただちに入院となり、脳神経外科で脳室ー腹腔(VーP)シャント術を受けました。術後、症状は急速に改善し、1か月後にはすっかり元の元気な母親に戻って退院しました。

解説

正常圧水頭症は頻度の高い病気ではありませんが、早く発見して治療すれば認知症様症状を治すことができます。CASEでは、医師がこの疾患の三徴である、頻尿、認知症様症状、パーキンソニズム様の異常歩行を聴き出せたことが、早期診断につながりました。

病気を診断するソフトを内蔵したコンピューターなら、3つのキーワードを入れれば簡単に診断をつけるだろうな、そんなことを考えながら、昔読んだ芥川龍之介の「MENSURA《メンスラ》 ZOILI《ゾイリ》」（芥川龍之介『羅生門・鼻・芋粥』角川文庫に収録）という変わった題名の小品を思い出しました。

メンスラ・ゾイリとは、ゾイリア国（作者がつくった架空の国）で作られた計測器のことです。物の価値を測定する機器で、体重を測るときにのる台のようなものがあり、その上に文学作品や絵画をのせると芸術品としての価値が数字でわかるのです。たとえばモーパッサンの「女の一生」などをのせると針が最高価値をさすといいます。試みに芥川の最新作「煙管《きせる》」をのせたところ、作者のユーモアでしょうが、評価はさんざんでした。

医師患者関係で一番大切なことは「こころの交流」

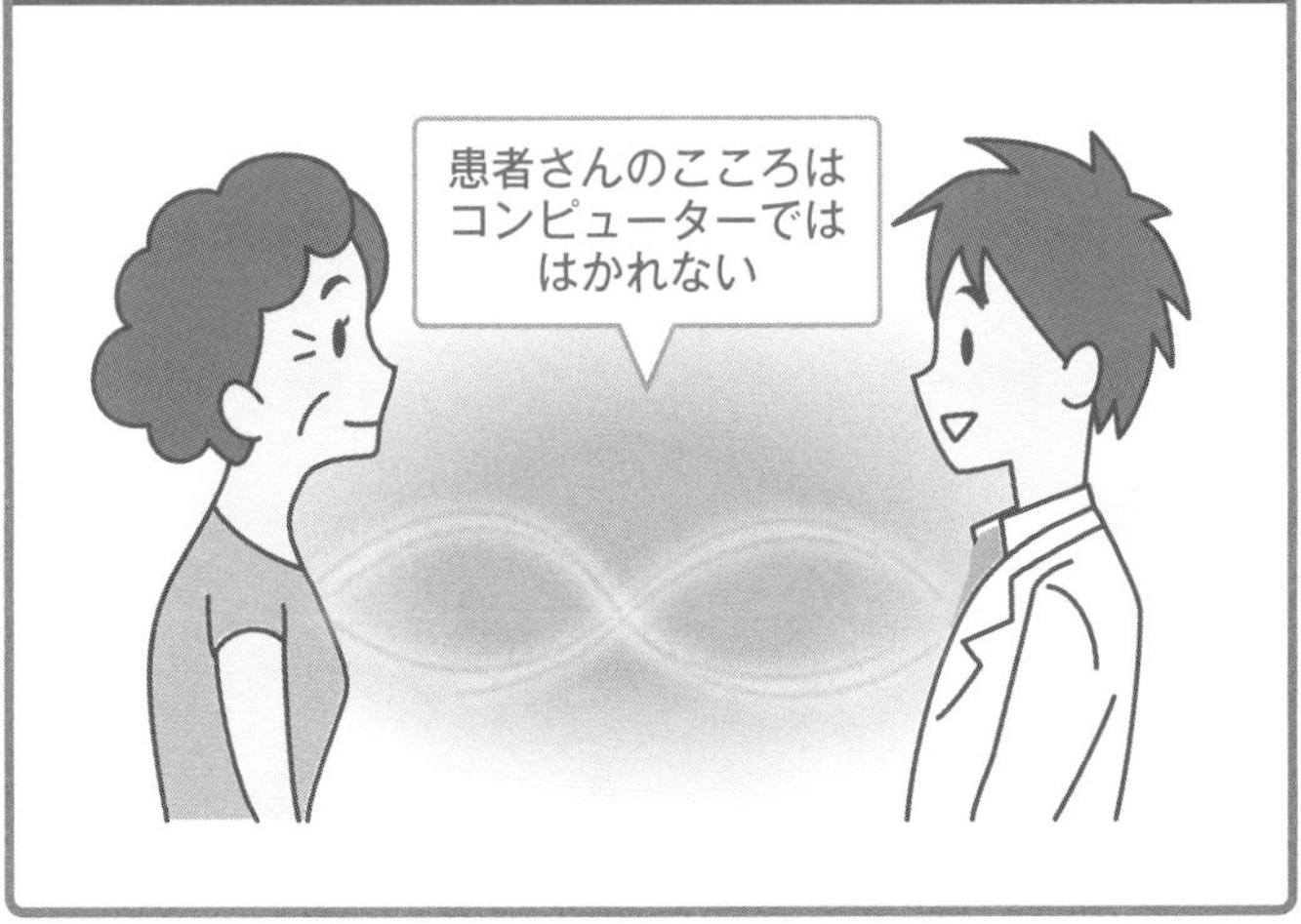
患者さんのこころは
コンピューターでは
はかれない

これは今から百年以上も前に書かれた小説ですが、作者は現在のコンピューターソフトやロボットのようなものを想像していたのではないかと思います。

しかし、歩けなくなった母とパニック状態の娘が、診断ソフトを内蔵したコンピューターの前にただ座っただけでは、診断はつきません。まずこの2人から情報を引き出さなければなりません。

CASEの医師は巧みな病歴聴取をしました。患者さんだけでなく付き添ってきたP子さんのこころの状態にも気をくばりました。椅子をすすめ、温かみのある表情とことばかけで落ち着かせました。こうして短時間によい医師患者関係を築きました。〝この先生になら訴えをよく聴いてもらえそうだ〞と感じた彼女は、診断の決め手となる情報を語りました。まさに〝Patient tells you the diagnosis〞です。

効率のよい情報聴取と早期診断を可能にしたのは、医師患者関係で一番大切な「こころの交流」があったためだと思います。

私は、コンピューターにこんなことはできないと思います。そもそも、コンピューターのような機械と人間との間に「こころの交流」が生じるなどということがあるだろうかと思います。相手の気持ちを読んだり、短時間に信頼を得たり、相手が話しやすい雰囲気を作る、患者さんだけでなく付き添ってきた家族にもこころをくばる――これらはすべて診療の基本である「患者さんとのよい接し方」を生み出します。このような複雑な医療行為を、コンピューターが人間の助けを借りずに行うことはむずかしいと思います。いかに膨大な医学的知識が入力されていても、それだけではだめなのです。コンピューターがいかに進化しても、よい診療は人間でなければできないものだと私は考えます。

第2章

患者さんとの
よい接し方に必要なものは
「やさしさ」と「ユーモア」

01

やさしさ①
質問されやすい医師

皆さんの中には、患者さんに質問されやすく、そのために診療に時間がかかる人がいると思います。次のCASEで紹介する私の若い同僚のL先生もそういう人です。

患者さんから質問されやすいことはよいことなのだというお話をします。

CASE

L先生は、地域の中核病院に勤務する30歳少し前の男性医師。循環器内科の2年目です。心カテにも入り、最近上司の先生の指導で冠動脈造影も経験しました。

Pさんは、L先生の循環器外来に通院する76歳の男性。農家を営んでおり、善良で働き者という印象の人です。

Pさんの疾患は狭心症で、1年前にステントを留置した後は胸痛もなくなり、前からある高血圧と糖尿病もよく管理されていました。

「順調です」

診察を終えたL先生はそう言って処方箋を手渡し、次の患者さんのカルテに手を伸ばしました。椅子から腰を上げかけたPさんはまた座り直し、人のよさそうな顔を言いにくそうにして

「せんせの専門でねえかもしんねえけんど(知らないけれど)」

と、なまり丸出しで話しはじめました。外来は少し混んでいましたが、L先生はPさんの訴えに耳を傾けました。

このところ歩行がしにくくなり農作業ができなくなった、家でも手すりにつかまりながらでないと階段を登れなくなった、その手すりを握るにも思うように力が入らない、と言います。脳血管疾患だろうか、パーキンソン病かもしれない、などと思いながら神経系の診察をすると、上肢の腱反射がまるでわざとやっているように亢進しています。頸椎疾患かもしれないと考えたL先生は、彼を整形外科に紹介する手続きをとりました。そして、Pさんを送り出したL先生は診療

の遅れを取り戻そうと、急いで次の患者さんを呼び入れました。

Ｐさんの症状は、整形外科での診察の結果、頸椎の椎間板ヘルニアによるものと判明し、入院をして手術を受けることになりました。

解説

「よく神経所見をひろいあげたものだね」

Ｌ先生からこの話を聞き、私は感心して言いました。

ところが彼は外来の遅れを気にして、自分は患者さんからよく専門外のことをいろいろ聞かれる、そのため診療に時間がかかってしまうと言い、「循環器の医師と見られていないのでしょうか」と苦笑しました。たしかに彼の外来は時間がかかることが多く、聞かれたことにひとつひとつ答える彼を、もっと要領よくやればいいのに、と笑う同僚もいました。

私は「いや、そんなことはない、そのために仕事が増えるかもしれないが、医師が質問されやすいということは、よいことなのだ」と彼を励ましました。

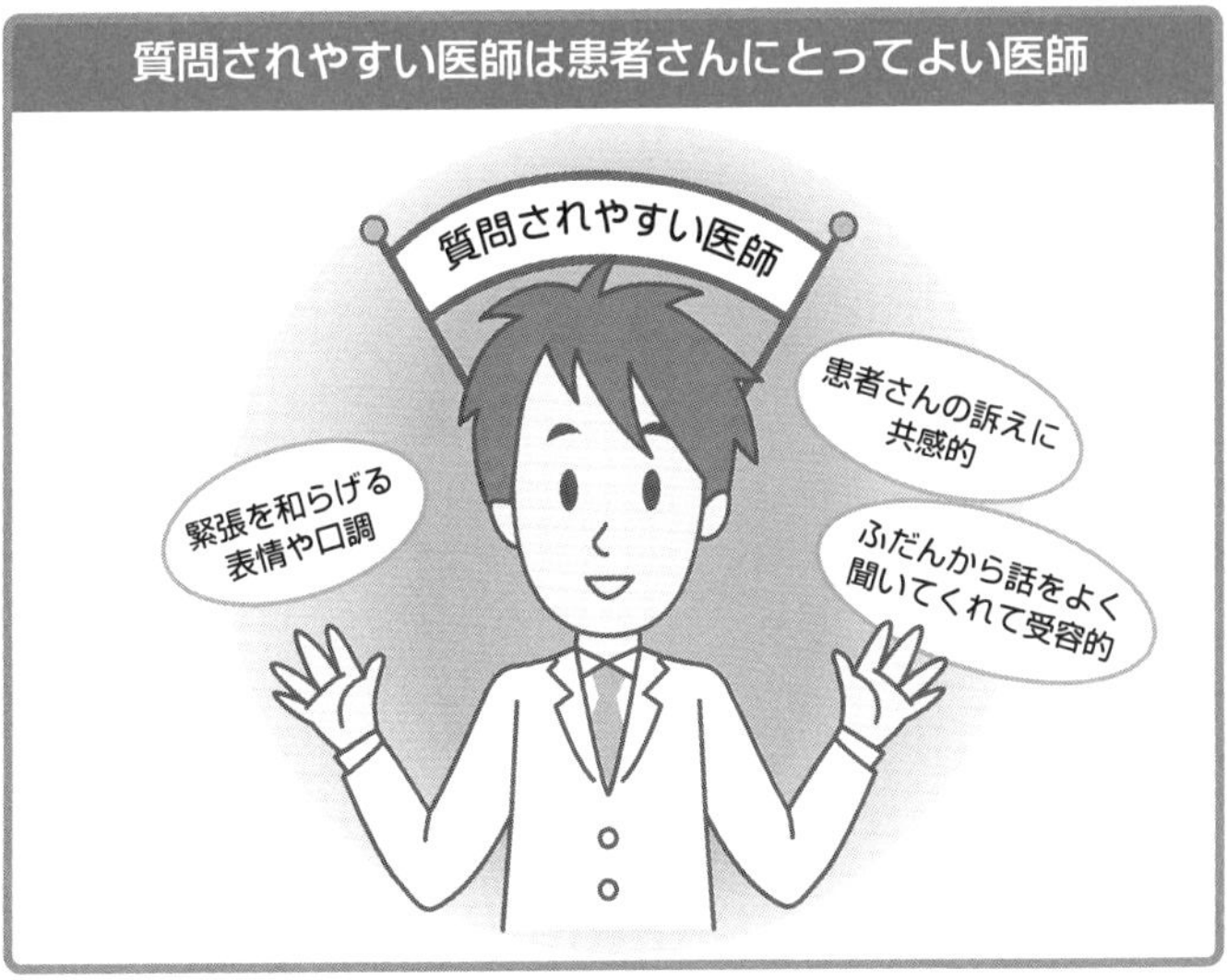
質問されやすい医師は患者さんにとってよい医師
質問されやすい医師
患者さんの訴えに共感的
緊張を和らげる表情や口調
ふだんから話をよく聞いてくれて受容的

なぜ患者さんに質問されやすいことがよいことなのか、理由を3つ挙げます。

1つには、患者さんにはそのような医師がいちばんよいのです。患者さんからみると、医師は質問しにくいものなのです。このことは自分が患者になると、よくわかります。こんなことを尋ねると、相手の医師は気を悪くするだろうか、自分のことをどう思うだろうか、などと、自分が医師であってもいろいろと気を遣ってしまいます。なんでも聞ける医師は、ありがたい宝物のような存在だということに気づきます。

2つには、患者さんの質問がきっかけで、診断と治療に役立つ情報が得られることがあります。前述のＣＡＳＥでＰさんの病気が見つかったのは、Ｌ先生が質問しやすい医師だったおかげです。もしも質問しにくい医師だったら、最近歩行障害が出てきたという情報は伝わらず、医師の知識と経験は生かされなかったでしょう。

そして3つには、医師がなんでも聞きやすい人だと、患者さんとの間のコミュニケーションがよくなります。よいコミュニケーションは、診療に最も大切な「よい医師患者関係」を生み出します。

それでは、何が患者さんに、この医師は質問しやすいと感じさせるのでしょうか。

それは、医師の日ごろの患者さんとの接し方にあると思います。ＣＡＳＥのＬ先生は、Ｐさんの訴えにいつも共感的に耳を傾けてきたのでしょう。彼の表情や、うなずき、口調が、いつも患者さんの緊張感を和らげたのでしょう。言い換えれば「やさしい聞き手」だったのだと思います。それだからこそＰさんは、専門外のことであるが、この先生なら聞いても受け止めてくれるだろう、と感じたのでしょう。

この本のテーマは患者さんとの接し方を考えることですが、この「話し手にやさしい聞き手」は患者さんとよい接し方をするときの基本です。

そしてさらに推測すれば、L先生は、専門外のことであっても、患者さんが困っている様子を見ると黙っていられない性格なのでしょう。これは臨床医にとって最も必要な資質です。皆さんも患者さんにいろいろと質問され、仕事がひとつ増えてしまったと感じることがあるかもしれません。そんなときには、自分はよい臨床医と認められたのだと思ってください。患者さんは決して皆さんを低く見ているのではないのです。

02 やさしさ②

あなたの得意種目は？

―「今日は休診日ですよ」

この本をお読みの皆さんは、病棟や外来で臨床医を目指して研鑽を積む毎日を送っていることと思います。臨床医として自信をつける近道は、自分の得意な種目を持つことです。L先生という若い医師の話を紹介し、医師の得意種目について考えます。

CASE

ある土曜日、私は彼と医局で会う約束がありました。几帳面なL先生にしては珍しく20分ほど遅れてやってきました。「どうしたの?」と尋ねると、「内科外来でちょっと患者さんにつかまりまして……」と言って次のような話をしました。

私たちの勤務する病院は隔週の土曜日が休診で、その日は休診の週でした。いつもは患者さんであふれる内科外来の大きな待合室はがらんとしています。50歳過ぎの男性が診察室に通じるドアをそっと開けて、薄暗くひと気のない空間を覗き込んでいました。L先生がそこをたまたま通りかかりました。彼は男性に声をかけました。

「(誰か先生と)お約束ですか?」

自分は糖尿病で通院しているが、前回の受診日にもらい忘れたものがあるので来院した、と言います。患者さんはその週が休診と知らずに来たのです。

「今日は休診日ですよ」と言うと、相手は困ったという表情になりました。それを見てL先生は、なんとかしてあげなければと思いました。

彼は診察室の明かりをつけ、その男性を中に招き入れ、電子カルテを立ち上げました。しばらく待ってようやく出てきた画面にID番号を入力し、診断名と治療内容を見て、患者さんが必要としているものは自己採血用の消毒綿だとわかりました。

それからL先生は糖尿病外来のブースに行き、引き出しや棚を捜して消毒綿が保管されているボックスを見つけました。

「もらい忘れたのはこれですか？」
と消毒綿の束を見せると、患者さんはほっとした表情になり、「はい、それです」と応えました。
Ｌ先生が消毒綿を渡すと、彼は感謝のことばを述べて帰っていきました。

解説

受診の際に消毒綿をもらい忘れ、外来がない日とは知らずに来院した患者さんに、たまたま通りかかった若い医師がそれを捜し出して渡してあげた、というただそれだけの話です。しかし私はこの話を聞いて、Ｌ先生は相手が困っているのを見て放っておけない人なのだと知りました。

冒頭に、医師は得意種目を持つと自信が湧いてくる、と述べました。皆さんは、「この点に関しては自分は誰にも負けない」という得意種目を持っていますか？

話が脱線しますが「得意種目」というと私は、古い話ですが、１９６４年東京オリンピックの体操のエース、小野　享《たかし》さんを思い出します。彼の得意種目は鉄棒でした。世界中のどの選

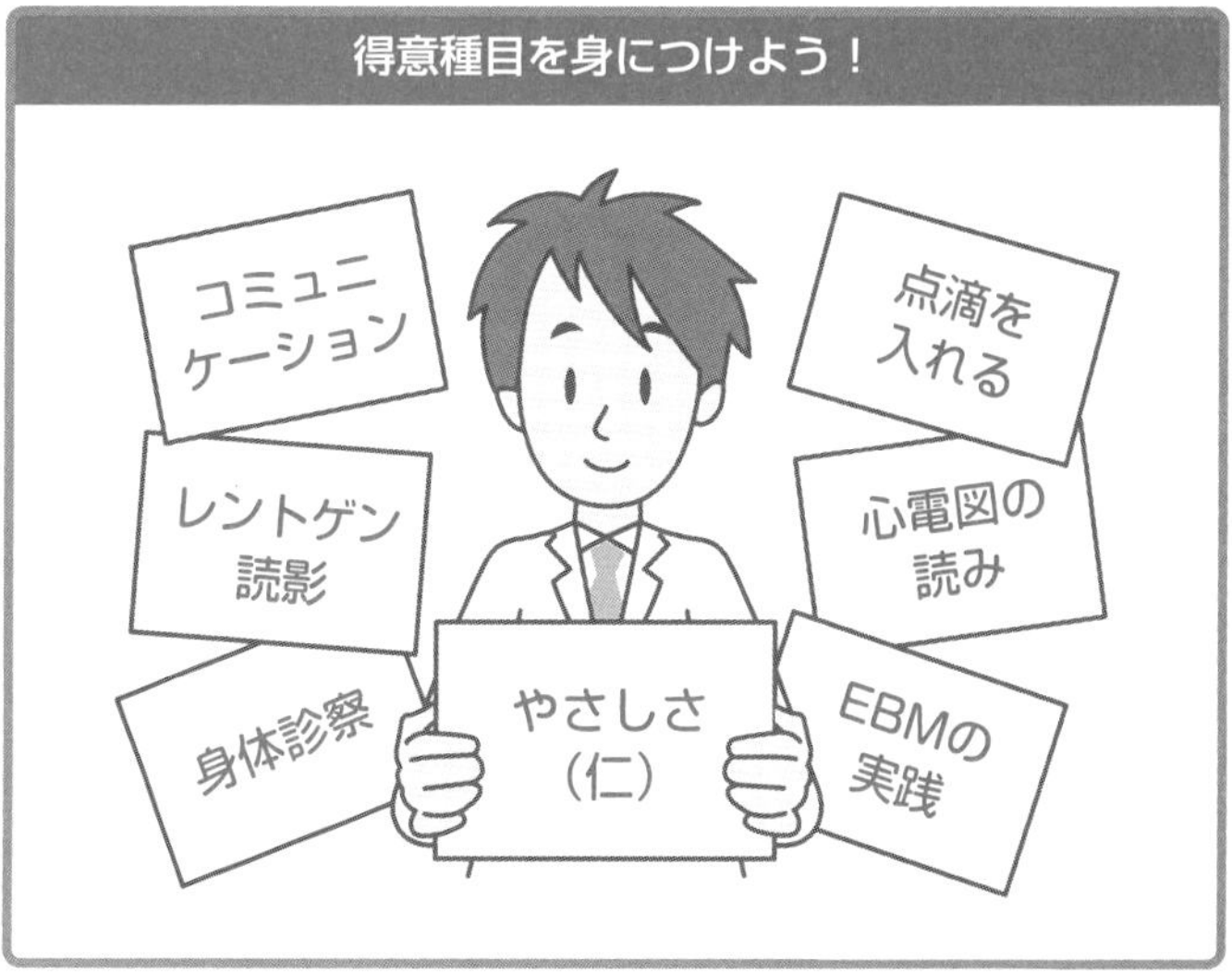
得意種目を身につけよう！
コミュニケーション
点滴を入れる
レントゲン読影
心電図の読み
身体診察
やさしさ（仁）
EBMの実践

手も彼にはかなわず、「鬼に金棒」を転じた「小野に鉄棒」ということばが生まれたほどでした。

皆さんも小野選手の鉄棒のような得意種目を身につけてください。なんでもいいのです。点滴を入れるといった小さなことでもいいのです。ちょっとした得意種目を少しずつ増やしていくといいでしょう。自分はIVHを入れることは同僚の誰にも負けない、ということになれば、これはもう立派な得意種目です。あるいは得意種目が心電図の読みだというのなら、これはたいしたものです。心電図なら何でもわかるというのは大変なら、分野を絞って、低カリウム血症の心電図は自分は絶対に見逃さない、QT延長の心電図の読みは僕はちょっとうるさい、というのでもいいのです。何か自分の得意種目を身につけてください。

CASEのL先生の得意種目が何か、私は知りません。しかしその1つは間違いなく「やさしさから出る行動」だと思います。L先生が時間を割いて自分にできることをやってあげたのは、この患者さんは困っているだろう、かわいそうに、と感じた彼のやさしさです。このやさしさがこれから先、患者さんに対する温かみのある対応を数多く生むでしょう。これらがほかの同僚にはまねのできないほどのものであれば、彼の対応の仕方は、小野選手の鉄棒のようなレベルの高い得意種目になると思います。

弱い立場にある人を見てかわいそうだと思い手を差し伸べる、これは言い換えれば「仁のこころ」です。医は仁術の「仁」です。2千5百年前、古代中国の思想家・孔子のことばを集めた『論語』に出てくる「仁」です。孔子は、「『仁』は人の持つべき最も高い徳（特質）である」と説いています（山田史夫『全訳 論語』東京堂出版）。医は仁術というときの「仁」とは、一言でいえば、患者さんという自分より弱い立場にある人を哀れみ、自分の時間を犠牲にしたL先生のように無私のこころで相手を助ける、というこころの動きです。

L先生がこの得意種目をさらに磨き上げるなら、彼は「仁」という徳を備えた立派な臨床医になると思います。

私は、臨床医として自信をつけるために皆さんは早く得意種目を身につけてください、そしてそれを少しずつ増やしていってください、と繰り返しました。それは必ず大きな自信につながります。そして、ぜひともその種目の中に、患者さんという弱者に「仁のこころ」でやさしく接する、という姿勢を加えてください。そうすれば皆さんはすばらしい臨床医になると思います。

03

やさしさ③
声をかけたドクター
―医師が患者家族になったとき

私は、診療の際に医師は患者さんの気持ちにこころをくばらなければならない、と考えます。以下に、患者家族の心理状態にもこころくばりをしたドクターを紹介し、臨床医に最も大切なことは「こころの温かさ」であるというお話をします。

ＣＡＳＥの主人公は私の同僚内科医のＬ君です。彼の奥さんに大腸ポリープがみつかりました。ポリープは2か所あり、そのサイズから内視鏡的粘膜下層剥離術（ＥＳＤ）を受けることになったのです。

CASE

ＥＳＤは大きな公立病院の消化器内科にお願いしました。当日、内視鏡処置室には、ＥＳＤのスペシャリストと助手をつとめる若い男性医師が待っていました。奥さんを見送ったＬ君は、その隣にある家族控室で待つことにしました。

大きなポリープでも内視鏡で取り除けるのだ、彼は医学の進歩を感じました。しかし今はとにかく無事に終わってほしいと祈るような気持ちでした。

20分ほどすると内視鏡室から先刻の若い医師が出てきてＬ君の前を通りすぎ、すぐに何かを持って戻ってきました。しばらくすると今度は看護師が出てきて、同じように何かを抱えて部屋に戻っていきました。またしばらくすると、同じ医師が何かを取りに出てきました。ＥＳＤの術者も助手も大変だ、と思いました。

出入りする人々を見ながらふと気がつくと2時間近くが経っていました。もうこんなに経ったのか、Ｌ君は驚きました。随分時間がかかるものだ、2か所も取るからだろうか、それとも何か起きたのだろうか。そう思った途端、彼は急に不安な気持ちに襲われました。穿孔、出血、ショックなど大変な事態になっているのでは。人が何度も出入りしているのは、そのせいなのでは。

処置室はすぐ隣です。ドアの前に立てば中の様子がわかるかもしれません。しかしそうする勇気はＬ君にはありませんでした。

妻にもしものことがあったらどうしたらいいのだろう、頭の中が真っ白になったそのとき、くだんの若い医師が処置室から出てきました。今度も何かを取りに行く様子でしたが、Ｌ君と目が合うと声をかけてきました。

若い医師「Ｌさんの家族の方ですね」

Ｌ君「そうです」

若い医師「随分時間がかかっていて心配されていると思いますが、順調に進んでいます……。でも、もうあと1時間ほどかかります、もう少しお待ちください」

Ｌ君「あっ、ありがとうございます。家内の様子は？　疲れ果てているのでは？」

若い医師「薬で眠っています」

Ｌ君「ありがとうございます、よろしくおねがいします」

このドクターのことばでＬ君は本当に安心しました。結局は3時間半を超える長丁場になりましたが、ＥＳＤは無事終了しました。

臨床医に最も大切なことは「こころの温かさ」

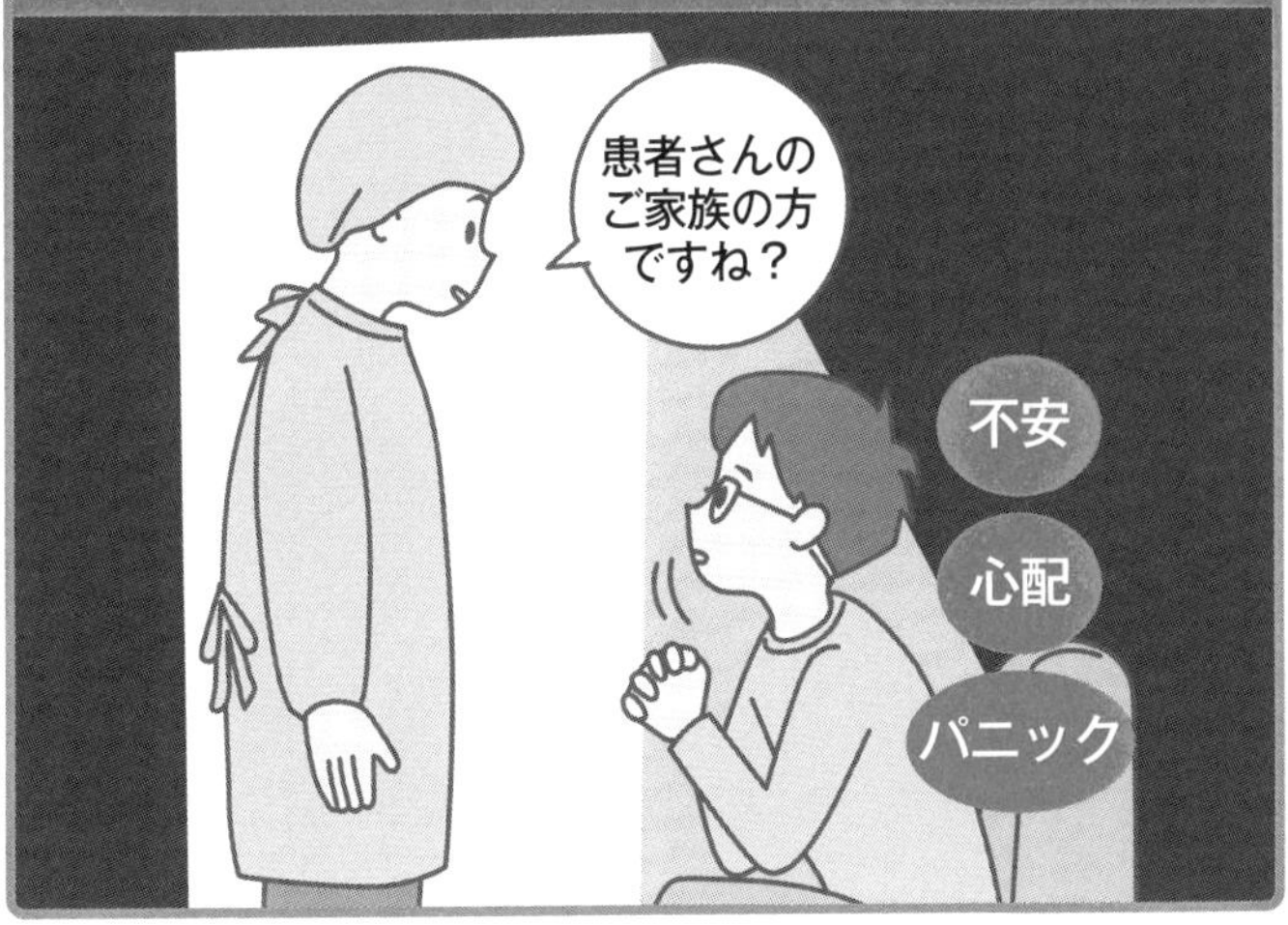
患者さんのご家族の方ですね？
不安
心配
パニック

解説

医師が患者家族の気持ちを気づかって声をかけたという、ただそれだけの話です。しかし私はこの話を聞いて3つの点をあらためて学びました。

1つ目は、患者家族の気持ちのもろさと危うさです。

ESDが予想以上に長引き、L君は不安感をコントロールできなくなりました。

医師としてムンテラをするときなら、相手が不安を口にすれば、処置中に緊急事態が起きるなんて、それは心配のしすぎですよ、と言ったでしょう。しかしそうではないのだ、患者家族の気持ちは不安定なものなのだ、と彼は思い知りました。自分がその立場になってそれがよくわかった、とL君は話しました。

2つ目は、医師のことばの重さとありがたさです。

パニックになりそうだったL君の気持ちは医師の声かけで救われました。自分は医師として長い間患者説明をしてきたが、医師のことばの重さと、よい言葉かけのありがたさにあらためて気づいた、と彼は言いました。

よい言葉かけをするためのポイントがあります。それは、患者サイドのこころの揺らぎを知り、家族がそう感じるのは当たり前なこと、と容認することです。そうするとおのずから、話すときの表現も口調もやさしさのこもったものになります。「順調です」と伝える医師の表情も声の調子も、不安を和らげるものだった、とL君は話しました。医師は彼の心配を容認していたのでしょう。

そして3つ目は、これが一番強く印象づけられたのですが、患者家族へのこころくばりです。私はこのドクターが、L君が尋ねたのでなく、自分のほうからL君に声をかけたことがすばらしいと思いました。

待合室の前を通るたびに不安そうにじっと待っているL君を見て、何かしなければと思ったのでしょう。そして心配に気づいただけでなく、声をかけるという行動に移しました。そこにこのドクターのこころの温かさを感じます。この温かさがあったから患者家族の不安なこころのうちを感じ取ったのでしょう。この温かさゆえにそれを当たり前の心理として容認し、よい言葉かけをしたのでしょう。臨床医に最も大切なことは「こころの温かさ」だとあらためて思いました。

私は、このドクターは患者サイドの気持ちを理解する立派なスペシャリストになっていくと確信しました。

皆さんも温かいこころで患者さんに対応してください。よい患者さんとの接し方ができると思います。

04

ユーモア①

医師患者関係とユーモア
―ユーモアはよい医師患者関係をつくる

医師のユーモアが起こす笑いは、よい医師患者関係を築きます。CASEは、私が卒業したてのころ配属された出張病院での経験です。

CASE

私の指導医はL先生という40歳台半ばの内科医でした。彼は初出勤した私を病棟回診に連れ出しました。

まず、67～8歳のアルコール性肝硬変の男性患者さんが、腹水のおなかをかかえて寝ていました。L先生は私に病状を説明しながら患者さんに話しかけました。

「この患者さんはお酒で肝臓がやられました。…だいぶ飲みましたよね」

「うん、若いころはよく飲んだね」

「いつごろから飲んでいるんですか？」

「15、6のころからだね」

「えっ、15歳から？」と聞きなおしたL先生は破顔一笑して言いました。

「そりゃー不良少年ですね」

東北訛りのやさしい口調でした。〝不良少年〟ということばに患者さんは笑い声をあげました。

次は、肺炎から回復して近く退院する60歳近い女性でした。真剣な表情で、

「退院したら学生時代のお友だちと温泉に行きたいのですが……」

と尋ねました。ノートを片手に答えを待っています。L先生はちょっと考えていましたが、

「いいですよ」

と答えました。それからニコッと笑って言いました。

「温泉に行ったからといって、元を取ろうと、何回も風呂に入ったり長湯をしたりしてはだめですよ」

〝元を取る〟ということばに、彼女はころころと笑いました。

次のベッドでも、またその次のベッドでも、L先生の一言が笑いを起こしました。L先生も笑いました。みんなで笑っているうちに、いつの間にか医師患者間にこころの通い合う関係ができ上がっています。

私は、ユーモアがよい医師患者関係を築いていく様を目の当たりにしました。

解説

ユーモアの効用をお話ししましたが、ユーモアとはなんでしょう。

もともとは体液を意味することばで、古代ギリシャでは、人間の体質と気質を決めるとされた4つの体液を総称して「Humoem」と呼びました。日常なにげなく使うことばですが、その定義づけは大変むずかしく、本を何冊費やしてもなお議論しつくせないもののようです。

私はユーモアとは、話す人の人間的な温かみを指すことばだと思います。ユーモアというと、話す内容や仕草のおもしろさを思い浮かべがちですが、これらはむしろユーモアを伝える手段だと考えます。そして、笑い声はユーモアが伝わったというサインではないでしょうか。

定義づけはむずかしくても、私たちは誰でもユーモアで人を笑わせることができ、人のユーモアを笑うことができます。そしてCASEが教えるように、ユーモアで患者さんを笑わせることが、よい医師患者関係を作り上げる近道なのです。

相手を笑わせるには2つのポイントがあると思います。

1つは言うまでもなく、話の内容です。2011年に亡くなった落語家の立川談志さんは、「笑いは落差である」と言いました。CASEでは70歳近いおじいさんと不良少年の落差、そして退院してすぐの温泉行きはどうだろうかという切迫した質問と、入浴で元を取るというけち臭い話の落差が、相手を笑わせたのでしょう。

もう1つは「間《ま》」です。内容がおもしろくても、それをそのまま朗読したのでは人は笑いません。ことばを出すタイミング、そのときの表情、語気・口調などがつくる間《ま》が、落差を際立たせ、そこではじめて人は笑うのです。

こう言うとむずかしいことのようですが、そうではありません。この患者さんは不安そうな表情をしていてかわいそうだ、笑わせてリラックスさせてあげたい、という気持があればいいのです。必要なのは話し手のこころの温かさです。

ユーモアのある診療を

1 相手を笑わせる2つのポイント

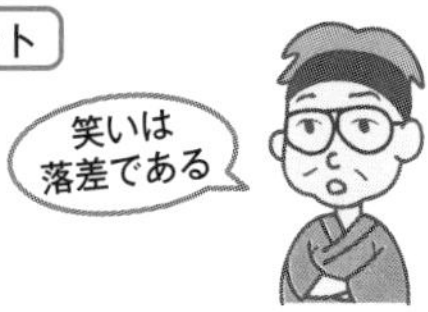

① 話の内容

おじいさん と 不良少年

切迫した質問 と けち臭い話

② 間《ま》

a) ことばを出すタイミング
b) そのときの表情
c) 語気・口調

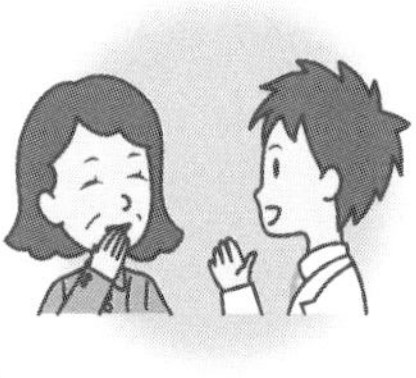

2 ユーモアのセンスの磨き方

① ユーモアのある人を観察して学ぶ
② 日ごろから使えそうなネタを集める
③ 人に出会ったら必ず1回は笑わせようとする

ユーモアのセンスを磨く方法を3つ紹介します。

1つ目は、ユーモアのある人を観察して学ぶことです。私はCASEのL先生から、診療中にユーモアで患者さんを笑わせるノウハウをたくさん教わりました。

2つ目は、日ごろから使えそうなネタを集めておくことです。ユーモリストで精神科医の故・斎藤茂太さんは、おもしろい話を聞くとすぐにメモに書きとめたといいます。

そして3つ目は、人に出会ったら必ず1回は笑わせようとすることです。たとえば私の実践例を挙げてみましょう。

春なのにとても寒い日の朝、顔をあわせた同僚に開口一番、
「今年はいつまでも寒いね、いったんしまった冬服を、あわてててまた引っ張り出したよ」
と言うと、相手はクスッと笑いました。何の変哲もない内容ですが相手を笑わせることができたのは、うまく間をとることで、私が大あわてで冬服をさがす滑稽さがイメージされたのでしょう。次に出会った人にもまた何かを言って笑わせました。

日ごろからこれを習慣にしておくと、ごくありきたりの事柄でもユーモアにして相手を笑わせるコツが、だんだんとわかってきます。

皆さんも医療現場で、ユーモアで笑い声を起こしてください。よい医師患者関係が得られ、こころ温まる診療になると思います。

05

ユーモア②
笑いの効用
―心電図異常を指摘された患者さん

医師の使うことばは医療関係者以外には耳慣れない業界用語です。患者さんが専門用語を言い間違えたり、意味を間違えて理解していたりすることは、日ごろよく経験するところです。

この言い間違いが起こした笑い話をお話しします。

CASE

52歳の男性Pさんが受診してきました。職業は農業です。問診票には「心ぞうのせんもん病院でしんだんされたが、この先どうしたらいいかわからない」とひらがなの多い文章が記入されています。

診察室に入るや彼は真っ黒に日焼けした顔を緊張させて話しはじめました。

「ドックで心電図がおかしいと言われ、循環器の病院に検査入院したよ」

「なんという診断でした?」

「うん、そしたら、これは、ブル?……ブルガ?……」

「ブルガダ症候群でしょう」

「そう、そのブルガタ。でもブルガタだけんど、ブルガタではないと……」

「えっ?」という私の表情を見てPさんは一生懸命に話します。

「いや、ハガタがブルガタなだけだというんだよ……要するに、ブルガタハガタだけんどブルガタじゃないと」

「はっ、ハガタ?」

「そうブルガタハガタ」

なんだかよくわかりません。忙しい外来です。私は焦れったくなって、

「Pさん、何を言っているのですか、しっかりしてくださいよ。第一ブルガタでなくブルガダですよ」

と耳に障った言い間違いを訂正しました。

「そう、そのブルガダではない、ハガダがブルガダなだけだというんだよ」

と、今度は「はがた」が「はがだ」になりました。

まるで落語のやり取りです。「はがた」とはなんだろう。歯型？　最近はブルガダ症候群の診断に歯の形も考慮するようになったのだろうか、と思った途端、私は彼の言いたいことがわかりました。

「Pさん、わかったよ」

と私は笑い出しそうになりながら言いました。

「『はがた』でなくて『はけい』でしょ？　『心電図の波形はブルガダ症候群のような形をしているが、詳しく調べた結果その心配ありません』と言われたんでしょう？」

真剣に話していた彼は照れ臭そうな顔になり
「そっ、そうなんだよ」

と言って笑いました。私も一緒に笑いました。

「笑い」はたちまち良好な医師患者関係をつくる

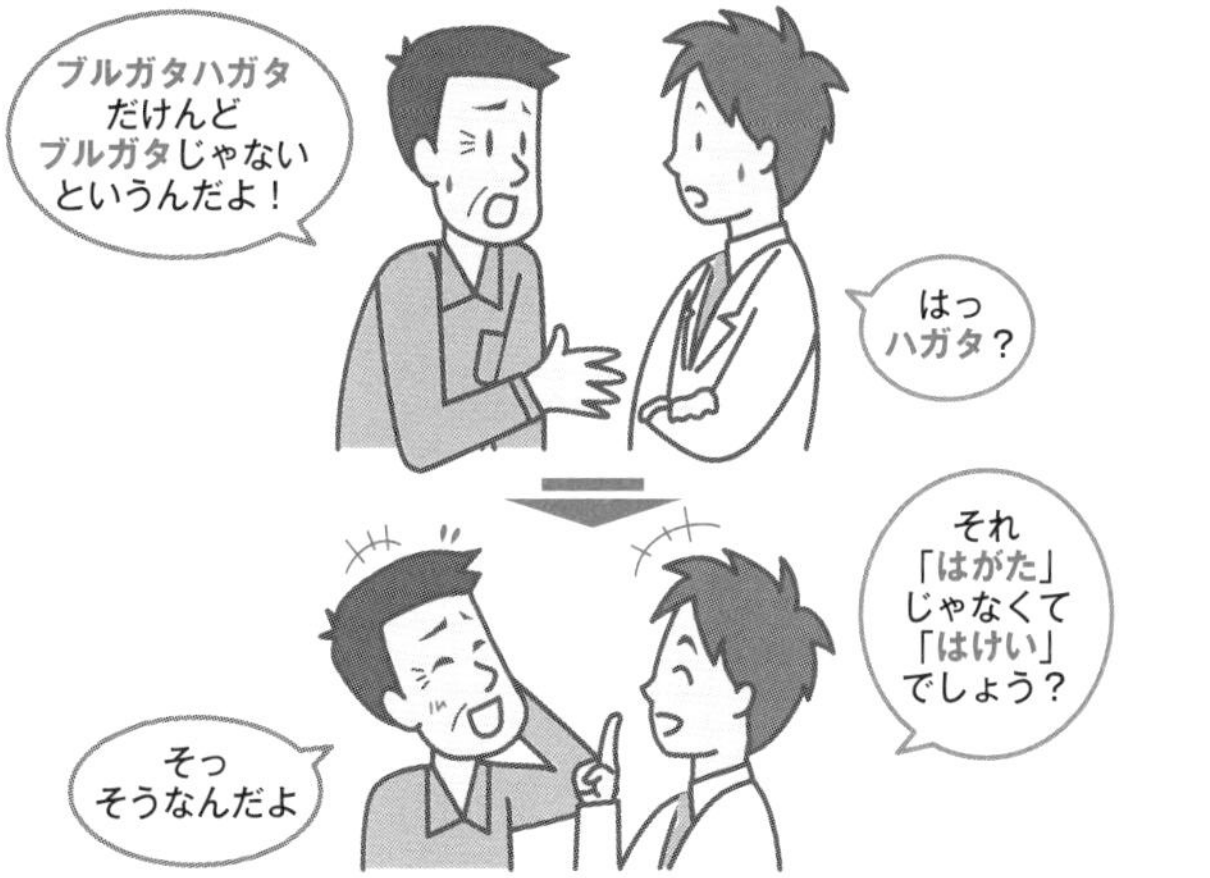
ブルガタハガタ
だけんど
ブルガタじゃない
というんだよ！
はっ
ハガタ？
それ
「はがた」
じゃなくて
「はけい」
でしょう？
そっ
そうなんだよ

解説

患者さんの言い間違いを医師である私が本人と一緒になって笑ったという、ただそれだけの話ですが、私は3つのことを思いました。

1つは、笑いの効用です。

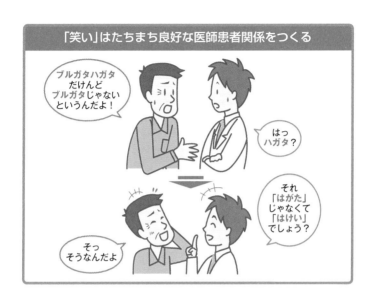

多忙な外来です。なりゆき次第では私が耳障りな言い間違いにいらだってしまい、とげのある口調で患者説明をしたかもしれません。このときそうならなかったのは笑いに救われたからなのです。「はがた」が「波形」とわかり、私たちは一緒に笑いました。笑っているうちに不思議なことにいらだち

は消え、むしろ一服の清涼剤として楽しむ気持ちになりました。そしてよい結果を一緒に喜ぶ気持ちも湧いてきました。これが相手に伝わったのでしょう、空気がなごみ、たちまち良好な医師患者関係ができ上がりました。私は笑いの作用の不思議さを感じました。

2つには、医学用語は患者さんにとって使いにくいということです。

Pさんはなんとか私に受診理由を伝えようと、慣れない医学用語を一生懸命に使いました。入室時の緊張した表情はそのためだったのでしょう。「波形」のような私たち医師には専門用語といえないようなことばでさえ、彼には不慣れなのです。このような様子の患者さんをみたら、皆さんは懐深く構えてあげてください。そして言い方がおかしくても、話の筋道は回りくどくても、相手は医師のアドバイスを求めて一生懸命なのだととらえて、なんとかその解決方法を探してあげてください。それが臨床医の態度というものです。

そして3つには、先入観だけで相手を評価してはいけないということです。

初めのうち私は、言い間違いをするPさんを、農業一筋といった外見もあって、この人は説明しても理解できないだろう、と思っていました。しかしよい医師患者関係になってあらためて話を聞くと、彼の疾患理解は正しく、受診理由も「ブルガダでないとわかったが、これから先何に気をつけたらいいか聞き忘れた、この点を教えてほしい」と明快でした。第一印象だけで相手を低く評価していた自分を恥ずかしく思いました。

私はこれらの3点を頭に置いて説明してみました。まず「これからの生活上の注意点をあなたが知りたいと思うのは当然です」と共感を伝えました。それから、「生活はこれまでどおりでいいと思います。しかし年に一度は心電図検査を受けてください。そして万が一にもめまいや気が遠くなりそうな症状があれば、すぐに循環器の専門医を受診してください」と話しました。

Pさんは入室したときとは打って変わって納得した表情で帰っていきました。

06 ユーモア③
パーキンソン病とゴルフ
─患者さんのユーモア

第1章第8節では、人工知能が医療の現場に進出してきても、医師が人工知能にはできない「人間的な診療」をするかぎり彼らに職を奪われることはない、という話をしました。そして具体的な診療の姿勢として「共感的な態度」を取り上げました。

次のCASEでは「ユーモア」を取り上げます。

CASE

Pさんは75歳の男性患者さん。パーキンソン病と糖尿病で近医に通院しています。今回、心電図異常を指摘され、私の外来を受診しました。奥さんと娘さんが同伴して来ました。皆一様に心配そうな顔をしています。

持参した心電図を見ると、R波とR波の間にP波のような波形が5㎜間隔で出ていて、一見心房粗動のようです。しかしよく見ると、どのQRSの前にもP波があり、正常洞性リズムです。Pさんの腕を見ると、規則的な震えがみられます。異常波形は、心電図がパーキンソン病の振戦の筋電図を拾っていたのでした。

心エコーで心房が正常のリズムで収縮している様子を示しながら、「腕の震えが心電図に出ているだけで心臓に問題はありません」と伝えると、Pさんは、「ああよかった、また好きなゴルフができます」と嬉しそうに言いました。

「腕の震えはゴルフに差し支えませんか？」と尋ねると、「いや、クラブを振る瞬間には震えがピタリと止まるんですよ」と言います。

ピタリと言うときの口調がユーモラスだったので思わずクスリと笑うと、後ろで娘さんが、「お父さん、スコアの話をしたら」と声をかけました。

Pさんは、「スコア？　うんそうだ」と言い、人が冗談を言うときの表情になって言いました。

「手が震えるようになってかえってスコアがよくなったんですよ」

奥さんと娘さんは、くすくすと笑いました。どこまでが本当かわかりませんが、私も笑ってしまいました。

こちらもユーモアで返そうと、

「薬が効いてくるとスコアが落ちるかもしれませんね」

と言いました。3人が笑うのを見て、私は付け加えました。

「症状を話してもらい、とても勉強になりました。まるでパーキンソン病の教科書が目の前に座っているようです」

Pさんは、「教科書が座っている？　あははは」と笑い、皆大笑いになりました。

解説

ユーモアが通じるのは気分のいいものです。ユーモアが通じると相手とつながり感が生まれ、よい医師患者関係が築かれます。医師患者間のよい人間関係は診療の基本だなァ、そんなことを考えながら私は、冒頭に触れた医療用人工知能を思いだしました。

ユーモアを使ってこころ温まる診療をしよう

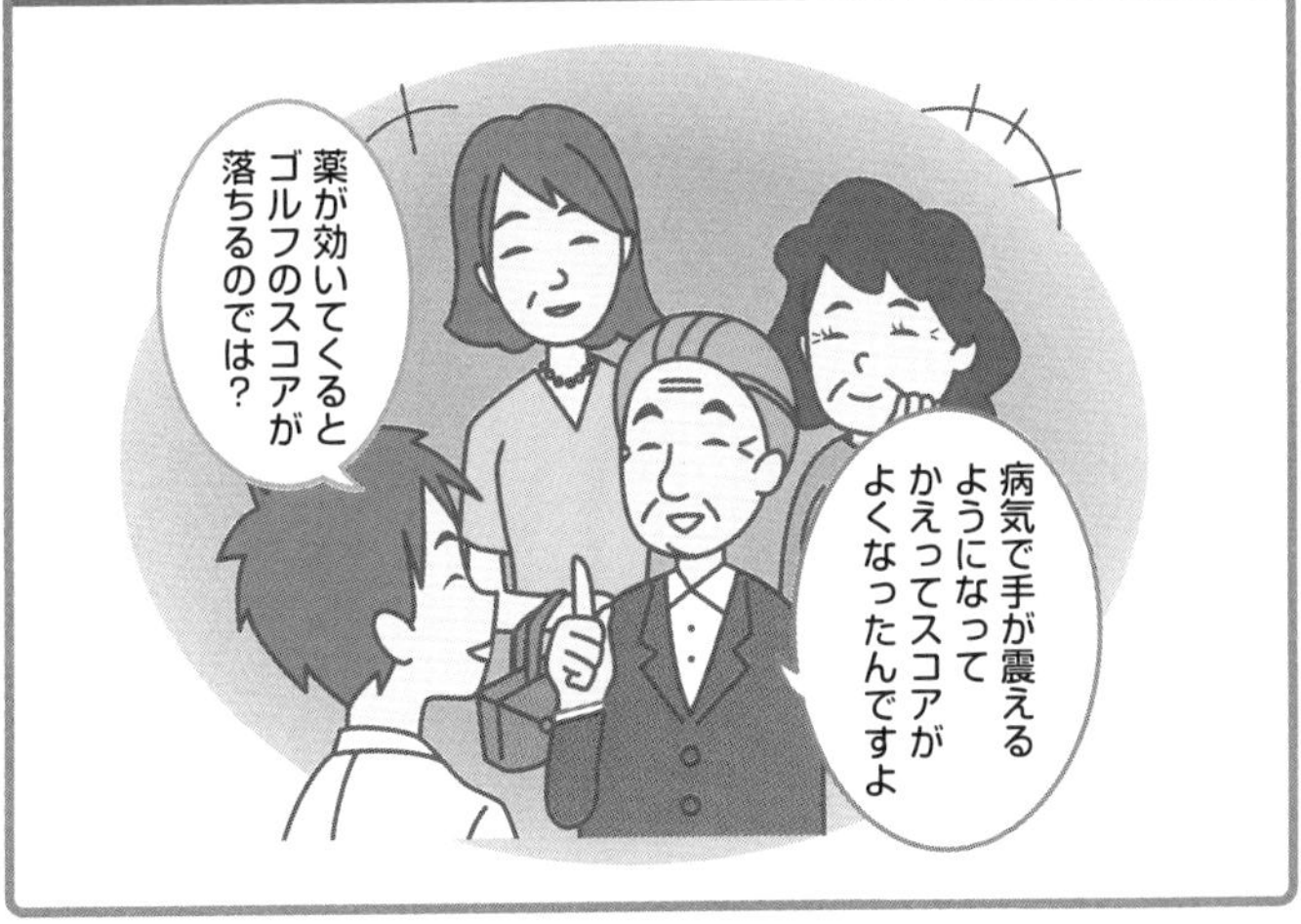
薬が効いてくるとゴルフのスコアが落ちるのでは？
病気で手が震えるようになってかえってスコアがよくなったんですよ

ユーモアの定義は簡単ではありませんが、私は、「健全な人が持っている人間味あふれたおかしさ」（星　和夫『続　楽しい医学用語ものがたり』医歯薬出版）という定義に共感を覚えます。ユーモアを話し楽しむ行為は、とても「人間的」なものだと感じます。機械である人工知能に、患者さんとユーモアのあることばを交わすという「人間的」な行為ができるでしょうか。以下に3つの観点から考えてみます。

(1) 何をユーモアとして語るか

ユーモアを語るには、まず話の材料が必要です。ユーモアのあるエッセイで知られる精神科医の斎藤茂太さんは、日ごろからユーモアのある話を聞くとメモにしておいたといいます（斎藤茂太『口のきき方 私の人間学』三笠書房）。

ユーモアの材料をインプットしておく、これは人工知能には簡単なことでしょう。彼らなら、古今東西の文学作品に出てくる格調高いユーモアから、お笑い芸人の軽いギャグに至るまで、あらゆるおもしろい話を容易に蓄積できるでしょう。将棋ロボットと対局して敗れた元将棋名人の米長邦雄さんは、ロボットは江戸時代の戦型から最新の棋士の戦型まですべて知っていた、と著書に書いていています（米長邦雄『われ敗れたり――コンピュータ棋戦のすべてを語る』中央公論新社）。

(2) ユーモアをどのように話すか

Ｐさんや私がユーモアに使った「スコアがよくなった」や「教科書が座っている」は、文章にするとそれほどおもしろくありません。しかし私たちは、声をあげて笑ったのです。ユーモアで笑いを誘うには、おもしろい話をすればそれでよいのではなく、それをどのように話すかがポイントなのです。話す口調、声の大きさ、表情が大切です。そして何より大切なのは、ユーモアを切り出すタイミング、つまり間《ま》のとり方です。

間をうまくとるには、相手の気持ちを把握していなければなりません。相手のこころの中を知る、これは人類が始まって以来の課題でしょう。この、まだ人類の誰にもできないことを、誰がどのように人工知能に入力するのでしょうか。人工知能が患者さんとユーモアのある会話を交わすことは、大変むずかしいと思います。

(3) ユーモアに対する笑い

ユーモアを聞いて笑う声や表情は「あなたの人間味を感じ取りましたよ」というメッセージです。そして、このときの笑い方も千差万別です。

人工知能がユーモアで人を笑わせ、相手のユーモアを人工知能が笑い、またユーモアを返し会話が進んでいくという光景は、私には想像できません。ユーモアを交えた会話は、人間同士でしかできないように思います。

ユーモアをテーマにしたのは、人工知能の弱点を挙げるためではありません。皆さんにユーモアがあり人間味あふれるドクターになってもらいたいと思うからです。皆さん、ぜひユーモアを使ってこころ温まる診療をしてください。

第3章

こころくばりが
とくに必要なケース

01

女性患者さん①

女性患者さんの羞恥心

男女平等や女性の社会進出が定着しつつある昨今ですが、女性患者さんを診るときには、とくに男性医師が診察するときは、女性の羞恥心に気をくばることが大切であることに今も昔も変わりありません。

これに関して思い出す話があります。私が医師になりたてのころに聞いた話で、出典は忘れましたが、心に残るエピソードなのでお話しします。

CASE

病棟実習で4～5人の学生が指導医の回診について病棟内を回っていました。病棟実習は医学生にとって初めて患者さんに接する機会です。皆少し緊張していました。

回診の最後のベッドに20歳前後の若い女性が寝ていました。彼女はこの指導医から学生が来ることを聞いていたようでしたが、それでも白衣の集団の来訪に戸惑った様子でした。学生のほうは、診察をする指導医の一挙一動に神経を集中させていました。

回診が終わり病棟内にあるミーティングルームに移動した学生たちに指導医は、最後に診た若い女性患者さんでどんな所見がみられたか、と質問しました。

「顔色がよくなかった」「痩せていた」「口唇チアノーゼがあった」、学生たちは口々に言いました。一人が「指先が太鼓バチ様でした。指の先端には有痛性紅斑がありました」と言うと、指導医は「おー、よく見たね」とほめました。

ひととおり答えが出たところで指導医は、他に何か気がつかなかったか、と尋ねました。そして誰も答えないのを見ると「大切なことを忘れていないかな? 患者さんはどんな表情をしていました?」と助け舟を出しました。

皆が顔を見合わせていると、それまで後ろで黙っていた男子学生が、こんな答えでもいいのだろうかという口調で、こう言いました。

「あのー、患者さんは恥ずかしそうでした」

思いがけない切り口に、学生の間から笑い声がもれました。しかし指導医は彼に向かって大きくうなずき、

「そう、彼女はとても恥ずかしそうにしていたね。君たちにはそれに気づいてもらいたかった」

と言いました。そして次のように結びました。

「医師が診察をしているとき女性患者さんは、とくに若い女性は、恥ずかしい気持ちでいることを忘れないでほしい」

解説

なんということのない病棟実習の一場面ですが、なぜか私には、この指導医のことばがいつまでも心に残りました。

最初私は、ひっかけ問題のような話だと思いました。しかし何度が思い返しているうちに、この指導医が大切なことを教えたことに気づきました。

本来こんなことは、言われなくてもわかっていなければなりません。病気を診断することに

集中しているからといって、患者さんへの気遣いがおろそかになってはいけません。

以前、腹部エコー検査を受けた女性患者さんから、シャツを上げ両手を万歳にした姿勢で検査をされて恥ずかしかった、という苦情をもらったことがあります。心臓や乳腺のエコー検査ではないのに、なぜ胸まで出さなければならないのか納得できなかった、と言います。

患者さんは口に出さなくても医師のやることをよく観察しているものです。その施設では、腹部エコー検査をするときは機械的にそのような体位をとらせているのかもしれません。それならば、患者さんの羞恥心に対するこころくばりが足りないと思います。もしそうしなければならない理由があるのならば、何らかの説明があるべきでしょう。

CASEは学生指導の先生と医学生の話でしたが、相手の羞恥心を気遣うセンスの有無は、医療人としての経験の長さには関係ありません。

以前研修医を指導しているときに、こんな光景を目にしたことがあります。男性の研修医が若い女性患者さんを診察していました。彼は患者さんに仰向けになってもらい、看護師の立会いのもとに左手で患者さんのシャツを上げて胸を露出させ、右手に持った聴診器をその胸に当てていました。聴診し終わった彼は「はい、ありがとうございました」と言いながら、左手で持っ

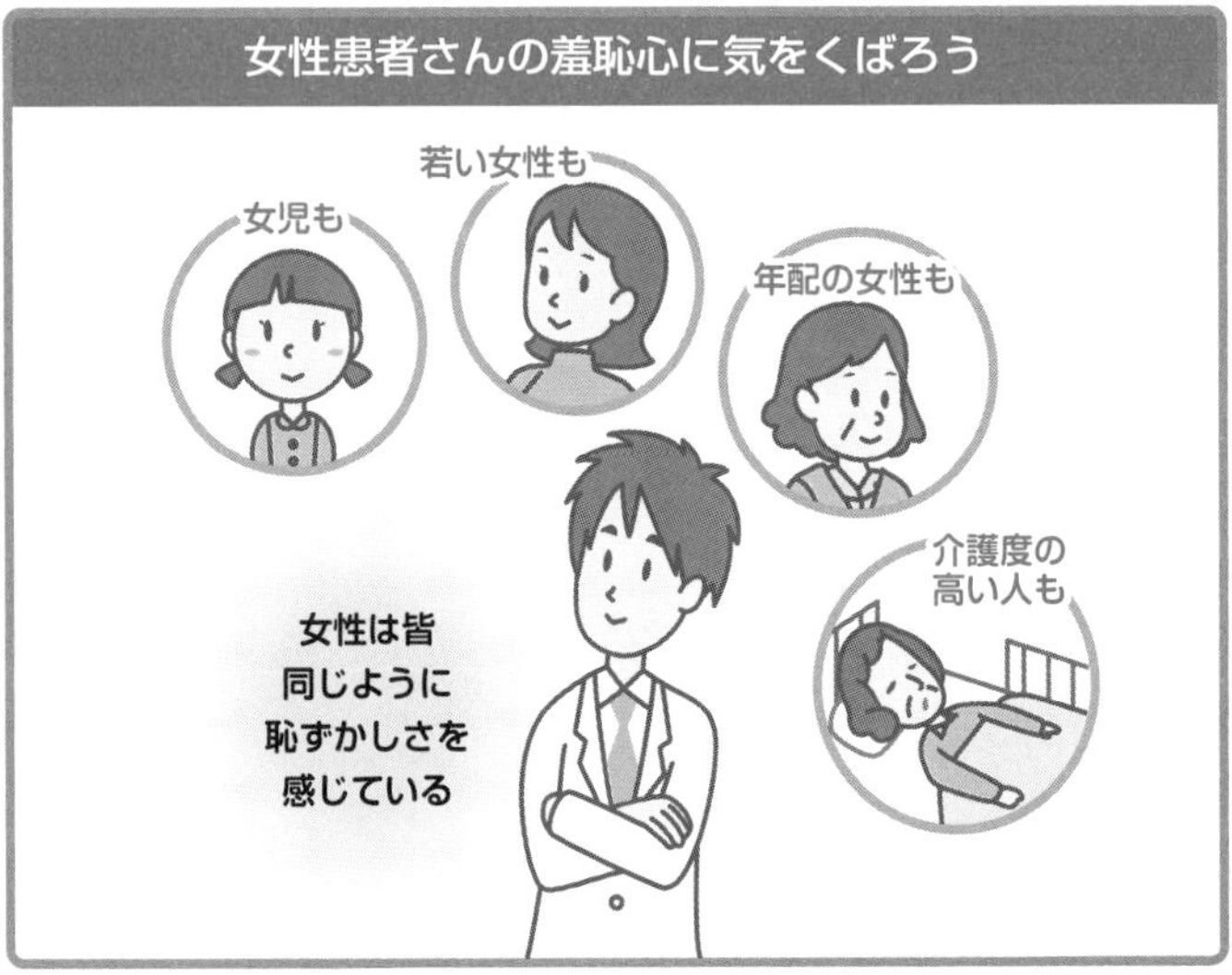
女性患者さんの羞恥心に気をくばろう
女児も
若い女性も
年配の女性も
介護度の高い人も
女性は皆同じように恥ずかしさを感じている

たシャツの裾をスッともとの位置に下げたのです。

私は「あっ、いいなー」と思いました。この研修医は、こちらがわざわざ教えなくても、シャツをめくりあげられて診察を受ける女性患者さんの気持ちに気をくばっている、とわかり嬉しかったのです。

また他の機会でしたが、若い男性医師が、若い女性患者の腹部を診察するところを目にしたことがあります。この女性は短いスカートをはいていました。彼は立ち会っていた看護師に毛布を持ってくるように頼み、仰向けになった患者さんの腰から下をそれですっかり覆い腹部の触診をしました。私は、この医師も患者さんの羞恥心に配慮する人だなと思いました。

女性患者さんの羞恥心に気をくばることの大切さをお話ししました。若い女性の例を取り上げましたが、羞恥心を感じることに年齢は関係ありません。何も言わない小さな女児でも、「私はもうおばあさんですから先生はそんなに気を遣わなくていいですよ」という女性でも、介護度が高く、他人におしもの世話をしてもらっている寝たきりの女性でも、皆同じように恥ずかしさを感じているのです。私たち医師は、どの女性患者さんに対しても同じ気遣いをすべきなのです。

02

女性患者さん②
女性患者さんの診察

医師となって戸惑うことのひとつに異性の患者さんの診察があります。とくに医師が男性で患者さんが女性の場合、患者さんの身体の診察には細心の注意が必要です。やりかたによっては誤解を招いたりクレームの原因になったりすることがあるからです。

以前、男性医師による女性患者さんの診察に触れた記事を読んだことがあります。これを紹介し、皆さんの診療の参考にしていただきたいと思います。

CASE

（筆者は外科を開業しているインド系アメリカ人です）

私（筆者）の父は移民である。父はインドから米国に移住し、のちに泌尿器科医になって開業した。そこは都会から遠く離れた田舎町で、住民は泌尿器科医がどんな診察をするかもよく知らないような所だった。

父は、そのような土地柄に加え移民という立場も意識して、医師と患者が一対一になる診察には、非難されることがないようにことさら神経を使った。診察室に入るときは服装に気を配り、常にネクタイをつけ白衣を着用した。そして礼儀正しい言葉遣いを心掛けた。

女性患者の診察にはとくに注意を払った。診察をするときには必ず女性看護師を立ち会わせた。診察用の検査着に着替えてもらうときはその場を外した。診察中に下着をさらに外してもらうような場合には、相手の羞恥心に配慮して自分からは手助けをせず立ち会っている女性看護師にまかせた。

診察は必ず手袋をつけて行った。そして診察で女性患者の身体に触れるときは自分は身体のどこを診るのか、なぜ診るのか（What I am going to do and why）、ひとつひとつの所作について意識的にいちいち説明した。
父の努力は実を結び、彼は医師として地域住民から全幅の信頼を得ることができた。私（筆者）も長じて医師になり開業した。診療に際しては、父親の哲学を実践している。
（Gawande A: Naked. *N Engl J Med*, 353: 645-648, 2005. より筆者が日本語要約）

解説

私はこれまで女性患者さんの診察を自分の常識にまかせて行ってきましたが、この論文で男性医師が女性患者の身体を診察するときのこころくばりの仕方を具体的に教えられた思いがしました。とくに印象が強かったのは次の2点です。

その1つは「What I am going to do and why」を説明したことです。

私の担当している総合診療科にもさまざまな領域の疾患を持つ人が受診してきます。女性患者の診察範囲は、乳房や全身のリンパ節から下部消化管と広く、ときには泌尿器科や婦人科領域にまで至ります。そのどれも女性には不快なつらい診察です。

この記事の筆者であるガワンデ医師の父親は、これらの所作をひとつひとつ意識して説明

女性患者さんの診察にあたって大切なことは

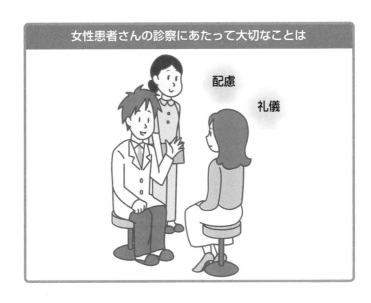

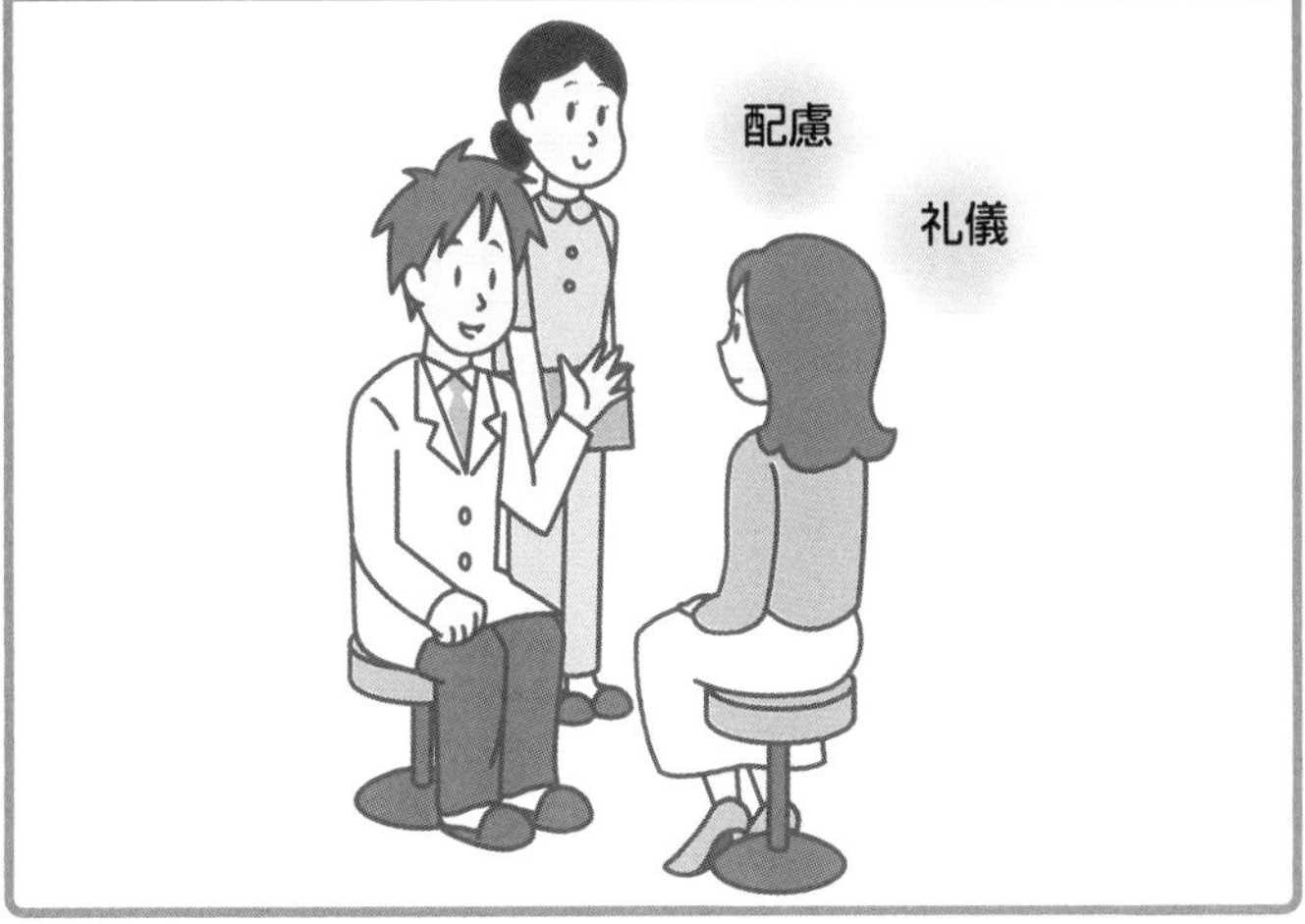

しました。たしかにこのようにすれば患者さんの不安感や不快感は減り、納得して診察を受けてもらえるように思います。次にどこを診察するかを知らせ、その理由を説明することは、女性の診察で省くことのできない部分だと思いました。

これらの行動の根底にあるのは、女性の羞恥心への配慮、相手への礼儀です。ガワンデ医師もエチケットということばを使っています。「What I am going to do and why」を説明することは、こちらがこの配慮と礼儀を重視する医師であることを相手に伝える効果があり、その結果、よい医師患者関係が生まれます。

もう1つは、診察に女性看護師を立会人として同席させたことです。

立会人は文中では「Chaperone」といい、辞書には「同伴者、お目付け役、付き添い人」などと出ています。Chaperoneを置く理由は、医師と2人きりになる患者さんの気持ちへの配慮もありますが、主な理由は診察行為が誤解を招かないためです。その背景には、男と女をせまい空間に2人きりにすれば、人間は必ず倫理上問題になる行動をするものだという社会一般のとらえ方があります。

ガワンデ医師によれば、Chaperoneの置き方には国によりちがいがあります。CASEのように診察の際に女性の医療スタッフが入る国もあり、家族や友人が立ち会う所もあります。また病院が定めたChaperoneが入り、家族は席を外すところもあるといいます。

Chaperoneの役割を最も厳しく（この論文が出た時点で）規定しているのは英国で、国や学会が認定したChaperoneの立会いがないと診察ができません。認定したChaperoneを必ず立ち会わせるのは、たとえ家族が立ち会っても、医師の診察に倫理上の問題が生じたときに医療側に立った証言をしてくれないかもしれない、という疑念があるからでしょう。

Chaperoneの設置は、その国の歴史、文化、宗教などが背景にあり、大変むずかしい問題です。つまるところは性悪説、つまり人間は放っておくと悪いことをするものだから何か手を打たなければならないという考え方と、いやそうでないという性善説の議論になるように思います。女性看護師を立ち会わせ誠意をもって接することを旨としたガワンデ医師父子は、性善説を信じているように思います。

最後にひとこと加えます。ガワンデ医師は、父は社会のマイノリティーである立場を意識して診療の仕方に工夫を凝らして成功した、と述べました。しかし私は、成功の本当の理由は、このドクターの、相手の立場に立って考える気持ちの細やかさとやさしさ、そして人間としての品格にあったと思います。

以上の考察が、女性患者さんの身体を診察するときの参考になれば幸甚です。

03

視聴覚障害のある患者さん①

視力障害のある女性の話
―ヘルパーさんに教えられたこと

私は医師になってもう40年以上になりますが、臨床医として力不足を感じない日は1日もありません。この年齢になっても学びの毎日です。

医師は、書物から、上司や同僚から、患者さんやその家族から、多くを教わり臨床の力をつけます。CASEでは、患者さんに付き添うヘルパーさんに教えられたことをお話しします。

CASE

私が医師になって10年ほど経ったころのことです。私の外来に高血圧で通院しているPさんという50歳台後半の女性がいました。彼女は30歳のころに罹患した熱性疾患が原因で視力を失っていました。

当時の私は、内科疾患をひととおり経験し、内科医として自信がつきはじめたころで、患者さんの取り扱い方もわかったような気持ちになっていました。

Pさんが診察室に入ってくると、診察机に向かいカルテに目を通していた私は顔を上げて「椅子が前にあります。つまずかないように注意して」と伝えるのが常でした。すると付き添ってきたヘルパーさんは、彼女の後ろに立って両肩をつかみ「もう少し左、もう一歩前」などと言いながら、患者さん用の丸椅子のところまで誘導します。そして「はい、そのままお尻をおろして」と言い、Pさんはようやく座るのです。目の不自由な人は大変だな、と思う瞬間でした。

ある日Pさんを呼び込むと、いつもとはちがうヘルパーさんが一緒に入ってきました。Pさんを椅子に座らせる様子を何気なく見ていた私は突然、大切なことを教えられたことに気づき、はっとしました。

そのヘルパーさんはまず、Pさんを診察机と丸椅子の間に立たせました。ここまではいつもの人と同じでしたが、ここからがちがいました。

彼女はPさんの片方の手を引っぱって机の角に触らせ「ここに机があります」と言いました。

それからもう片方の手をとって、今度は丸椅子に触らせ、「椅子はここです」と言ったのです。両手で同時に机と椅子の位置関係を確認したＰさんは、安心した様子で椅子に腰をおろしました。

解説

私は目からうろこが落ちる思いでした。なるほど、こうすれば目の不自由なＰさんも、机と椅子の位置関係を把握できます。机の角の硬さと冷たさ、診察椅子の丸い形とやわらかい手触りまでわかるでしょう。

目の見えない人には、ことばより手の感覚で伝えるほうが正確で早いのです。こんな当たり前のことも知らずに、それまで、「椅子につまずかないように」と声をかけることしかしなかった自分が恥ずかしくなりました。ヘルパーさんの目に私は、患者さんの誘導の仕方も知らない医師と映ったと思います。

いってみれば取るに足らない、しかも数分足らずの「出来事」でしたが、30年経った今でも覚えているのには3つの理由があります。

教わるべき師匠は医師だけではない

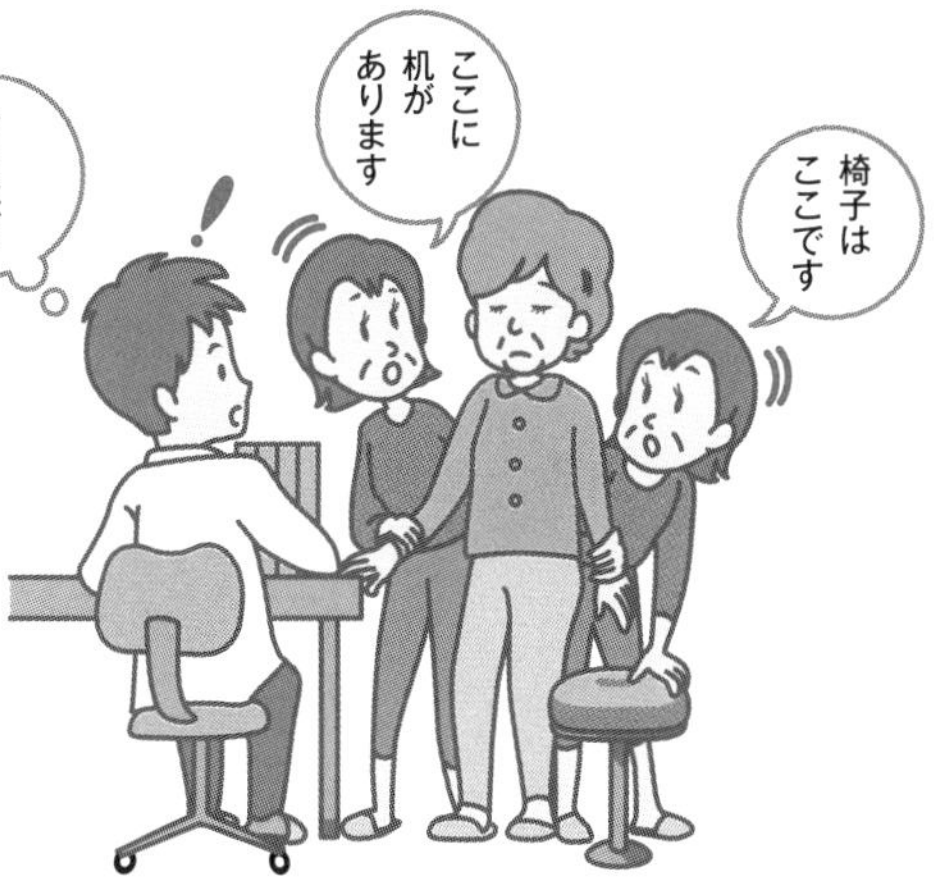
椅子はここです
ここに机があります
なるほど

1つ目は、もちろん視力障害者を誘導する具体的なノウハウを教わったことです。〝これはいい、このテクニックはいただきだ〟と思いました。その日私は早速、診察をする際にＰさんの手をとって診察台を触らせ、「ここのベッドに横になってください」と言ってみました。移動は大変スムースにいきました。こころなしかＰさんの表情は「目の不自由な私がどのようにしてもらいたいと思っているかわかってくれましたね」と言っているようでした。

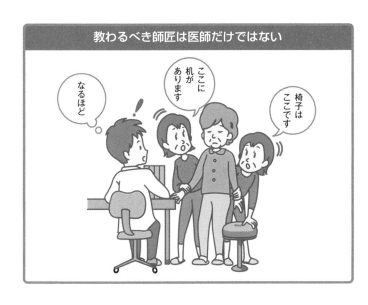

2つ目は、ものごとを患者さんの身になって考えることの大切さを知らされたことです。ＣＡＳＥのヘルパーさんは、目の見え

ないPさんがどうしてほしいかを常に考えながら付き添っていて、この誘導の仕方を思いついたのでしょう。自分も診療の際には、患者さんは何をどうしてもらいたいと思っているかを推測し、医療行為をそれに合わせるようにしようと思いました。

たとえば病歴聴取の際に、患者さんが椅子に座っているのがつらそうに思えたら、〝相手は横になりたいのでは〞と推察します。あるいは、息苦しさで受診した人に胸部X線検査を受けてくるように指示しながら、〝「検査室まで歩くのはつらい」と思っているのではないか〞と考えてみます。そして「ベッドに横になったほうが楽ではありませんか？」「看護師さんに車椅子を持ってきてもらいましょうか？」などと尋ねてみるのです。

そんなささいなこと、と思われるかもしれません。しかし患者さんに与える影響は大きいのです。患者さんは「いいドクターに診てもらった」と感じ、よい医師患者関係が築かれ、その後の診療がスムースに進むと思います。

そして3つ目は、自分の周りには教わるべき師匠がたくさんいることを実感したことです。私たち医師は、同僚のドクターが優れた医療をすると大いに刺激を受け、これを学び取ろうと努力します。しかし医師以外にも先生はいるのです。CASEのヘルパーさんは医療について高度な理論を述べたわけではありません。しかし、患者さんの身になって行う医療行為とは何かを私に教えてくれたお師匠さんであることは間違いありません。アンテナを高く掲げて、よい教師から学ぶ機会を逃さないようにしたいものです。

皆さんは今、日々研鑽を積み、医療技術を高めて医師としての力をつけています。それに加えて、患者さんの目線で自分の医療行為を軌道修正する習慣をつけてください。患者さんとの接し方が格段に洗練されると思います。

04

視聴覚障害のある患者さん②

難聴の人との接し方

年齢が上がるにつれて聴力はどうしても衰えてくるものです。患者さんの高齢化とともに、専門分野に関係なく難聴の人を診る機会は少なくありません。

そこで、耳の聞こえにくい人との接し方を考えてみます。

CASE

Pさんは以前私が外来で診ていた患者さんで、とても印象に残った人です。74歳の男性で、病名は高血圧とリウマチ性多発筋痛症（PMR）。血圧の治療で通院していましたが、ある朝、両方の肩と両手両足の筋肉が痛くなり、力も入らず寝返りも打てなくなりました。家人に支えられて来院したPさんの診断がわからず、リウマチ専門医に相談して、ようやくPMRと判明したのです。

私はこの年齢で、初診医として発症したばかりのPMRを診たのは初めてでした。病名はよく聞くがこんな始まり方をするのか、勉強になった、と思いました。

しかしPさんが印象に残ったのはこの疾患のためではありません。初診時の彼が大変「とっつきにくい」人だったからなのです。問診票には、〝以前から血圧が高い、地域の健診で、高血圧をいつまでも放置しているのは危ないと言われ、急に不安になって受診した〟とありました。

その日は、暑かった夏が終わり秋風が吹きはじめたころでした。初対面のあいさつに私は「こんにちは、やっとしのぎやすい気候になりましたね」と話しかけました。Pさんは表情を変えずこちらを見ています。

私は問診票に目をやり、相手の不安に共感して「血圧を放って置くと危険だと言われ、びっくりしたでしょうね」と声をかけました。しかしPさんの表情には変化がなく、むしろむっとしているような感じです。

なにか腹を立てているのだろうか、この病院で嫌な思いをしたのだろうか、などと考えながら彼を見ていた私は、ふとある理由を思いつき聞いてみました。

「失礼ですが、Pさんはお耳が少し遠いですか?」

偶然ですが、これが図星だったのです。彼は少し照れたような表情になって言いました。

「そうなんだよ、だんだんと聞こえなくなってきたんだよ」

私は「どちらの耳のほうが聞こえますか」と聞き、椅子から立ち上がって聞こえるほうの耳に口を近づけて、「これくらいで聞こえますか?」と言いました。

Pさんは笑顔になって「よく聞こえるよ」と答えました。私は、これでPさんとのパイプがつながったと感じました。

解説

初診の際に私の話しかけに対するPさんの反応が「感じが悪かった」のは、私のことばが聞こえなかったためでした。聴力障害を意識して対応すると、彼はとっつきにくいなどということはなく、話の通じる人でした。

難聴を疑わせるサイン

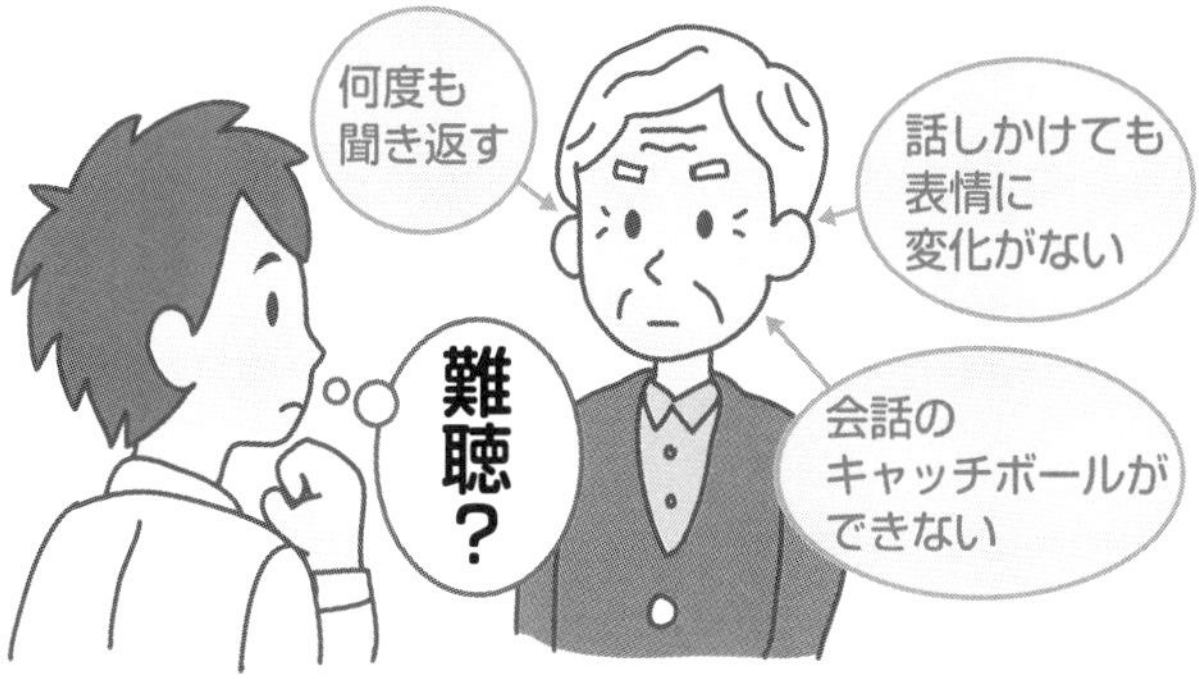
何度も
聞き返す
話しかけても
表情に
変化がない
難聴？
会話の
キャッチボールが
できない

私はこのCASEで次のことを学びました。

(1) 患者さんが難聴かどうかを確認することは大切である

相手に難聴があることを知っていることは、不必要な誤解や摩擦の回避につながります。しかし難聴は外から見ただけではわかりません。患者さん自身が、「私は耳が聞こえにくいです」とはなかなか言いません。私は、会話がキャッチボールになっていないと感じ「耳が聞こえにくいですか」と質問しましたが、これも聴力障害をみつける1つの方法だと思います。

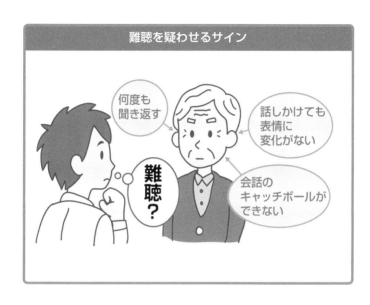

また難聴の患者さんは、聞こえていなくても聞こえたように返事をすることが多いのです。なぜか。それはおそらく聞き返すのを躊躇するからだと思います。お医者さんは忙しいのだ、何度も聞き返して診療の妨げになっては申し訳ない、という心理が働くのでしょう。

ほかにも理由があります。よく聞こえるようにと話すと、人は自然に声が大きくなります。医師が聞き返された内容を大きな声で繰り返していると、まだ通じないのかという気持ちになり、ともすれば口調が攻撃的になってしまいます。そして患者さんは叱られているような気持ちになるでしょう。いつもそんな思いをすれば、聞き返すこともしなくなるでしょう。

(2) 難聴の人への伝え方を工夫することが大切

私はなんとか話を理解してもらおうと思い、まず紙を取り出して文字や図で説明しました。書いた紙を渡すと、彼は安心したような表情になりました。

また、大切な点を確実に伝える段になると立ち上がって、顔を耳元に近づけ、わかりやすいことばで、ゆっくり、はっきりと話しました。

インターフォンで呼んでも返事がない場合は、待合室に通じる診察室のドアを開け、手で招き入れました。たいていの場合、呼ばれたかどうかわからずにいるＰさんがこちらを向いていました。

伝え方の工夫をいくつか示しましたが、その基本は、〝あなたが主役です、あなたに理解してもらわなければならないのです〟という姿勢です。患者さんが、この医師は自分の難聴を意識してくれていると感じれば、その伝え方は成功です。

(3) 聞き返されても嫌な顔をしない医師は最高の臨床医

Ｐさんと話しながら、相手の難聴に気づき、それを気遣うことの大切さをあらためて感じました。そして、もしもこのとき、聞き返された医師が、声は大きくても語気を荒げることなく話し、しかも嫌な顔をせずに、むしろ難聴への共感を込めてやさしく話すならば、この人はすばらしい臨床医だろうと思いました。

忙しい医療現場でこのように振る舞うことは大変むずかしいことですが、皆さんが難聴の人を診るときは、ぜひともこの高みに挑戦してみてください。

05

認知症の患者さん①

認知症患者さんとの接し方

―患者さんの中に居るもうひとりの本人

長寿社会になり、認知症が増えています。私の担当する内科外来にも認知症を持つ人が数多く受診してきます。もはや認知症患者さんを精神科や神経内科に回して事足れりとする時代ではなくなったと思います。

認知症に門外漢の私は、専門家によるガイドラインなどを参考に患者さんに対応しています。これは、ケアホームの入所者を担当する美容師さんから認知症の人との接し方を教わったお話です。

CASE

Ｐさんは私がよく知っている86歳女性。認知症がありケアホームに入所しています。先日面会に行ったときには、ちょうど美容師に髪をセットしてもらっているところでした。美容師は50歳くらいの女性でした。

次第に髪型ができあがっていく鏡の中の自分を見ていたＰさんは、急に不安そうな表情になって尋ねました。

「ねえ、大丈夫なの？」

「えっ？」と聞き返す美容師にＰさんは、

「お支払いは大丈夫なの？」

と尋ねました。美容師は笑って言いました。

「大丈夫ですよ、月末にいただくことになっています」

Ｐさんはすっかり安心した表情になりました。ところが数分もしないうちに、また心配そうな顔になって尋ねました。

「ねえ、大丈夫なの？　お支払いはいいの？」

美容師さんはまた笑顔で説明しました。

「大丈夫ですよ、月末にまとめて口座からお引き落としになりますから、ご心配いりませんよ」

再び安心顔になったPさんですが、2、3分するとまた「ねえ、大丈夫なの?」と同じ質問を始めました。記憶障害だな、説明をするほうは大変だ、と思いました。美容師はその都度笑顔で、支払いの仕組みを丁寧に説明します。

あんなに詳しく話さなくてもいいのに、〝口座引き落とし〟や〝月末一括払い〟などと言っても理解できないだろう、だいいち説明されてもすぐ忘れているのに。彼女は認知症の人といつもこんな風に接しているのだろうか、そんなことを考えていた私は、彼女の対応のある特長に気づいてハッとしました。

そうだ、この美容師は説明してもすぐ忘れてしまうPさんをそのまま受け入れ、認知症のない人に対すると同じように接しているのだ、と。そしてある本で読んだ〝認知症の人は記憶そのものをなくしたのではない、記憶の箱から記憶を取り出す鍵をなくしたのだ〟ということばを思い出しました。

解説

ある本とは『認知症になった私が伝えたいこと』（佐藤雅彦　大月書店　2014）です。題名が示すとおり、この本の著者には認知症があります。

システムエンジニアだった彼は、45歳のころから記憶力が低下し、次第に日常の業務ができなくなりました。そして51歳のとき、アルツハイマー型認知症と診断されました。まもなく彼は会社を辞め、一人暮らしを始めます。そして記憶障害とそれにより日常生活をこれまでのように送ることのできなくなった状況に創意工夫して対応しました。9年経った現在（出版当時）でも自立した生活を続けています。

この本では、認知症の自覚症状や、自立生活をしていくためのノウハウが具体的に語られています。その中で最も印象に残ったのが前出のことばでした。〝記憶を取り出す鍵〟はパソコンを立ち上げるときのパスワードに例えてもいいでしょう。彼はさらに「自分は自分であり、認知症になっても、なんら変わらない」と書いています。

これらの文章から私は、ひとりの認知症患者さんの中には、病におかされていないもうひとりの本人が同居しているのではないか、医師はその正常なほうの本人に耳を傾け語りかけるべきなのではないか、と思いました。そして認知症のない人にすると同じように支払い方法を説明する美容師から、認知症患者さんとの正しい接し方を教えられたように感じました。

こう言うと、認知症のない人に対すると同じように話しても、認知症の人に伝わるのか、と思う人もいるでしょう。たしかに一見伝わっていないようにみえるかもしれません。しかし、患者さんのこころのどこかに、医師は自分をないがしろにしなかった、分け隔てなく接してくれたという〝感じ〟は残るのではないでしょうか。認知症の人が自分を表現できないところは小さな子供に似ています。母親にどのように扱われても、子供は気持ちをことばに表せません。しかし何も言わなくても、やさしくされたり、冷たくあしらわれたりしたときの感覚は覚えているものです。認知症の人もそうなのではないでしょうか。

もう1つ、この本を読んで思ったことがあります。それは、認知症になった人も年齢を重ねながら、より経験豊かになっているのではないかということです。

若い医師は臨床経験を積みながら毎日腕を上げています。私のような年齢になっても日々新たな臨床経験をしていると実感します。人は生きているかぎり成長しつづけるのでしょう。こ

認知症患者さんの中にある記憶の箱に向かって語りかけよう

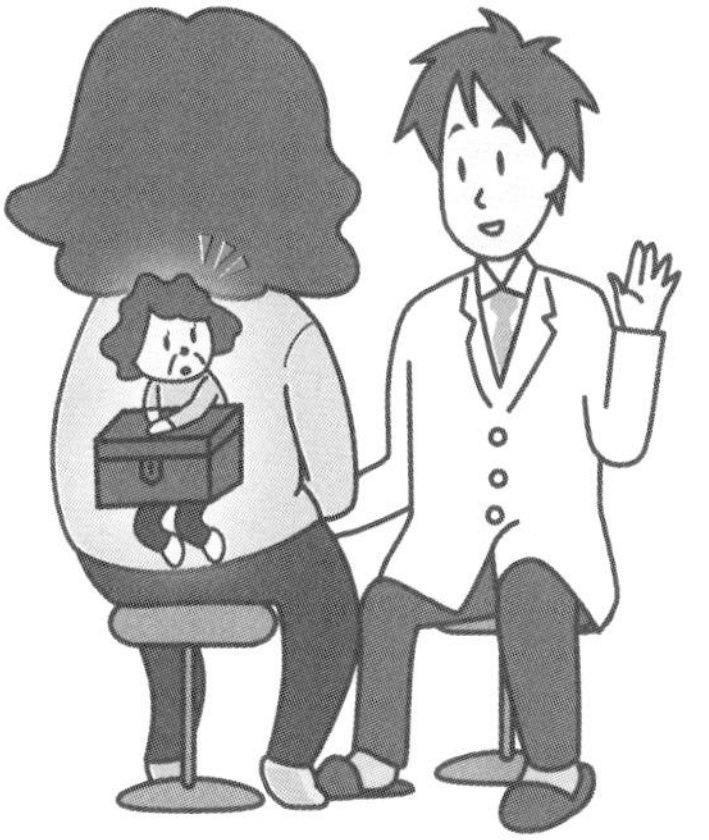

の本の著者は、世間の認知症への誤解と偏見を強く感じ、闘病体験を本にすることを思い立ったといいます。これを読んで私は、認知症におかされていないほうの彼自身もまた、発病後さらに人生経験を重ね成長したのだと思いました。

皆さんは認知症の人を診るときは、相手の中にある、鍵で開けられなくなった記憶の箱に向かって語りかけてください。正常な本人を垣間見ることができると思います。

06

認知症の患者さん②

認知症患者さんとの接し方（その2）

141頁に『認知症になった私が伝えたいこと』（佐藤雅彦　大月書店　2014）という、認知症患者さんが書いた本を紹介しました。これを読んで私は、この疾患がどのようなあらわれかたをするか、病を得た本人はどのように感じるかを知りました。そして、認知症患者さんの中には病に侵されていないもうひとりの本人がいる、患者さんに対するときには、その本人のほうに耳を傾け、話をするという態度が大切だと感じました。

この本で得た知識を診療で実践した体験をお話しします。

CASE

Pさんは86歳の女性。10年前まで診ていた脳梗塞患者さんの奥さんです。その彼女が久しぶりに来院しました。今回は2人の娘さんに付き添われ、彼女自身が患者さんでした。通院していたころの夫のエピソードを語り、私も思い出して一緒に笑ったあとで、彼女は急に暗い顔になって話しました。

――最近物忘れが気になるので大学病院を受診した。問診とMRI検査を受け、アルツハイマー型の認知症と言われた。病名を聞いて愕然とした。そういえば時折友達が訪ねてくるが、翌日にはそれが誰だったか思い出せない、1つのことをやっていて他のことを思い出し、それをやりはじめると最初にやっていたことを思い出せなくなる、などということがよくある。自分はこのままだめになっていくのだろうか、自分が自分でなくなっていくのだろうか、とても不安だ。

2人の娘は結婚してそれぞれの家庭を持っている。自分は今ひとりで暮らしているが、自立できなくなって娘たちに迷惑をかけたくない。――

私は認知症の専門家ではありません。しかし彼女の真剣な表情を見て、専門領域がちがうといって門前払いをすることはできないと思いました。そこで前述の本を思い出しながら診療にチャレンジしました。

解説

佐藤雅彦さんの本で学んだことから、私は以下の３点を意識して対応しました。

(1) 患者さんの中にいる、認知症に侵されていないほうの本人に向かって話す

Ｐさんとの会話は、彼女の記憶障害により昔のようにスムースに進みませんでした。私は、私たちのあいだに雲が漂い、視界を遮っているように感じました。しかし亡くなったご主人に話が及んだとき急に話が通じ、以前のＰ子さんがそこにいるような気持ちがしました。雲が切れ、突然視界が開けたような感じです。自分は今、疾患に侵されていないほうの彼女と話しているのだと思いました。

またＰさんは会話の途中で、ことばが思い出せないためにこちらの問いに応えられないときに、方向のちがう答えを返すことがありました。私は彼女が「いいつくろい」をしているの

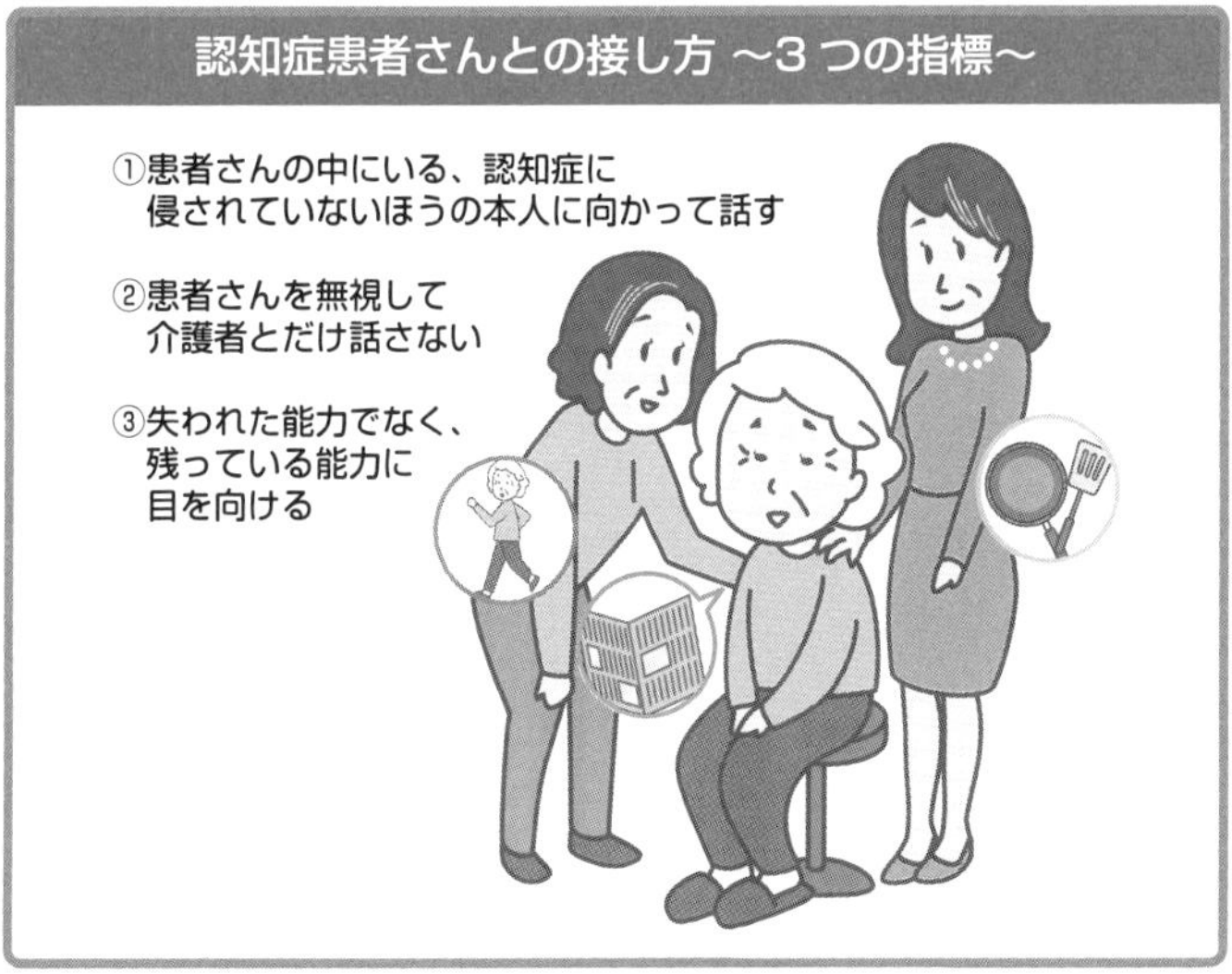
認知症患者さんとの接し方 ～3つの指標～
①患者さんの中にいる、認知症に侵されていないほうの本人に向かって話す
②患者さんを無視して介護者とだけ話さない
③失われた能力でなく、残っている能力に目を向ける

ではないかと思いました。これは話をそらせて記憶力の低下を悟られないようにする行為で、アルツハイマー型認知症患者さんの特徴のひとつです。しかし考えてみると「いいつくろい」は、患者さんの中に、疾患に侵された自分を認識する健常な本人がいるからこそとる行動ではないかと思いました。また、この先娘たちに迷惑をかけることになるのではないかと心配するのも、病を得たことで起きる事態を健常な本人が憂慮するからなのではないでしょうか。

私は病気に侵されていないほうのPさんに向かって「認知症と診断されたからといってすべてが失われたわけではありませんよ。

今ご主人の思い出を話されましたが、ユーモアがあって楽しかったですよ」とエールを送りました。

(2) 患者さんを無視して介護者とだけ話すことは避ける

続けて私は「あなたは以前と変わらないように見えますよ」と語りかけました。すると付き添ってきた2人の娘さんが、いや、そうでないのです、と言って、日常の異常な言動を説明しはじめました。私はこの本の筆者が「認知症患者としていちばんつらいのは、医師と介護者が自分の頭越しに話をすることだ」と書いていたのを思い出しました。そして口では何も言わないがPさんは今、こころの中でつらい気持ちを感じているのだろう、と思いました。私はそこで本人の口から直接話を聞かせてもらいたいと言って娘さんの話をさえぎり、患者さんを話の蚊帳の外に置かないという姿勢を示しました。

(3) 失われた能力でなく、残っている能力に目を向けてもらう

佐藤雅彦さんは疾患に対して「できないことはできないこととして受け入れ、できることを維持する努力をしている」と述べています。そこで私は「物忘れがひどくなったことはいいから、

今までどおりにできることは何かを話してください」と言いました。すると、毎日散歩をする、新聞は見出しだけ読む、食事も自分でつくると言います。私は、「ほらそうでしょ？ できることがそんなにあるではありませんか」と言いました。そして、15年間もこの疾患と闘っている佐藤さんの「アルツハイマーの人は、体調のいいときは（認知症の）症状も軽くなる」ということばを伝え、認知症はただ悪化しつづけるのではないのですよ、と励ましました。

Pさんは入ってきたときとは別人のような明るい表情で帰っていきました。

認知症は臨床医なら誰でも接する可能性のある疾患です。CASEでは私のささやかな経験を紹介しました。皆さんもオープンな気持ちで認知症患者さんに接してあげてください。その際には、右に挙げた3点がよい指標になると思います。そして機会を見つけて患者さんの手記を読んでください。具体的な症状を知ることは、病歴聴取の質を高め、患者さんとのコミュニケーションを可能にすると思います。

07

認知症の患者さん③

認知症患者さんの記憶力と創造力
―「君の名は」と「佐渡おけさ」

私は、疾患の理解を深めるため患者さんの手記を読むことをお勧めしています。たとえば、レビー小体型認知症を持つ患者さんの手記としてお勧めなのは、樋口直美さんの『私の脳で起こったこと――レビー小体型認知症からの復活』（ブックマン社）です。この手記では、幻視、自律神経障害（全身の強い倦怠感、微熱、動悸、発汗）、睡眠障害、意識障害、記憶障害、認知機能障害が著者にどのように実感されたか、そしてそれらがどのように彼女の日常を奪ったかが生々しく語られます。

皆さんも認知症の患者さんと接することは少なくないと思います。そのときの心構えとして、認知症の人には記憶力も創造力も残っている、患者さんと接する際には、相手の中に同居している、病にまだ侵されていないほうの本人と話そうする姿勢が大切だ、というお話をします。

CASE

Ｐさんは、認知症と軽い脳梗塞のある86歳の女性です。慢性の心房細動があり、私の外来に紹介されてきました。

私の前に座った彼女は、認知症のせいか、ほとんど話しません。私は、付き添ってきたお嫁さんから普段の様子を聞きながら、

「テレビを見ますか？　すもう？　好きな力士は誰ですか？」

「朝ドラを見る？　どんな物語ですか？」

などといろいろと質問しました。しかしＰさんはただ黙ってうなずくだけで、会話になりません。

彼女は息子さん夫婦と一緒に住み、外来にはいつもお嫁さんがついてきます。姑さんの世話をよくするので、私が「いいお嫁さんでＰさんは幸せ者ですねー」と言うと、そのときだけはニッコリしてくれます。

こんな外来が続きましたが、一度だけ会話がうまくいったことがありました。

あるときお嫁さんが「昨日デイケアで皆と一緒に歌を歌って楽しんだ」と話しました。私が「えっ？　歌？　何を歌ったのですか？」と尋ねると、Ｐさんは突然両手で手拍子を打ちはじめ、新潟県佐渡の民謡「佐渡おけさ」を歌いだしました。

驚く私にお嫁さんが、「（おばあちゃんは）佐渡の出身なんです」と言いました。私は「佐渡ですか、『君の名は』の舞台ですね」と言いました。「君の名は」は、２０１６年に公開されて話題になったアニメ映画（新海　誠監督『君の名は。』）ではありません。１９５２年ごろ一世を風靡した連続ラジオドラマです（当時はテレビなどなかったのです！）。愛する２人がなかなか会えないという、女性に人気のメロドラマで、放送が始まると日本中の銭湯（終戦直後は風呂がない家が多かったのです！）の女湯から人がいなくなるといわれたほどでした。

私がそう言うと、Ｐさんはまた手拍子を始め、今度は「君の名は」の主題歌を歌いだしました。思いがけない行動に目を丸くしながら私は、半世紀以上の昔、20歳そこそこのきれいな娘さんのＰさんが、地元が舞台のラジオドラマに耳を傾ける姿を想像しました。

長い歌詞を正確に歌い終わった彼女に「Ｐさん、すごいなー」と言うと、いつものようにうなずいてから「先生のおかげです」と口を聞いてくれました。思いもかけず会話ができ、私は嬉しくなって彼女の手を強く握りました。

解説

(1) 記憶は失われていない

昔のことは忘れないものだと言ってしまえばそれまでですが、娘時代に流行った歌を正確に歌ったPさんに、私は驚きました。そして、記憶力とはなんだろうと思いました。

ある物事を脳に焼き付けるのが記憶力なら、私などが出だししか覚えていない歌詞を正確に歌った彼女は、私より記憶力が優れているということになります。また焼き付けた記憶を呼び出すのが記憶力なら、昔覚えた歌詞を思い出しながら「君の名は」を歌っている瞬間だけは、彼女の記憶力は正常というべきでしょう。私はPさんの中に、まだ病に侵されていない彼女を見た思いがしました。

認知症患者さんには記憶力も創造力も残っている

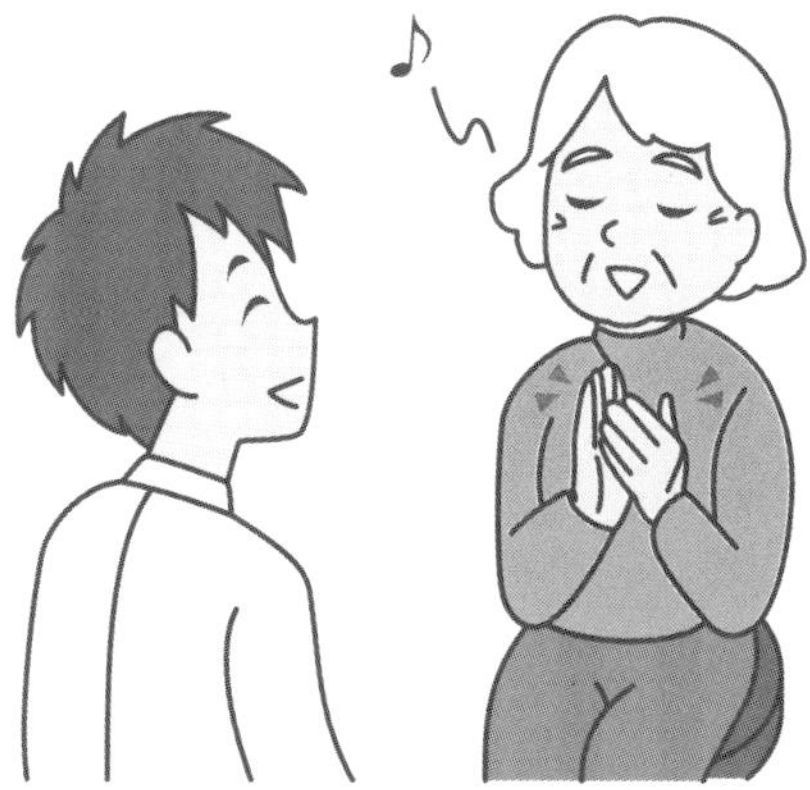

(2) 創造力

　Pさんの記憶力に驚きながら、私は以前認知症患者さんの、もう1つの能力に驚いたことを思い出しました。それは創造力です。このことは認知症患者さんが書いた2冊の本、『私の脳で起こったこと――レビー小体型認知症からの復活』（樋口直美　ブックマン社）と、141頁に紹介した『認知症になった私が伝えたいこと』（佐藤雅彦　大月書店）を読んで気づきました。

　この2人の著者は、認知症と闘病するうちに、認知症が世間に理解されていないことを知り、自らの体験を本に著すことを思い立ったのです。つまり、認知症が発症した後も人生経験を積み重ね、それに触発されて、著作という創造的な作業を完成させたのです。認知症は人格と知能が不可逆的に奪われる疾患と理解してきた私には驚きでした。

認知症に対する考えを改めるべきではないか、そう思ったとき、私は学生時代にドイツ語の時間に教わった「Eine Schwalbe macht noch keinen Sommer」という格言を思い出しました。「つばめ（夏の到来を告げる鳥です）が1羽いるからといって夏が来たわけではない」という意味で、早合点をいましめることばです。2人の患者さんの体験だけで、認知症患者さんがすべてこうだと思ってはいけない、ということでしょう。しかしそうであるとしても、認知症だからと言って、ただちにその人の記憶力や創造力がすべて失われると考えるのは正しくないように思われます。2人の体験と行動は、間違いなく認知症患者さんのそれなのですから。

皆さんは認知症患者さんと接するときには、患者さんの頭越しに家人と話すことはできるだけ控え、患者さんの中にいる、病にまだ侵されていない本人と話そうとしてください。健常な患者さん本人と話すことができるかもしれません。

第4章

日本人の場合とは
ちがったむずかしさ

01

外国人①
アリくんの笑顔
―よい聞き手がよい医師患者関係を生む

医師患者関係は、診療がうまくいくか否かを決める大切な要素のひとつです。私の外来に通ってくる患者さんの中にアラブ人の男性がいますが、この患者さんとの間に起きたエピソードを紹介して、よい医師患者関係とは何かを考えてみます。

私より若いことと、何度か診ているうちに気持ちが通じ合うようになったことで、彼を仮に「アリくん」と呼ぶことにします。

CASE

アリくんは黒い髪、浅黒い肌の51歳のアラブ人男性。日本語がうまく、インテリジェンスが高い、敬虔なイスラム教徒です。これは後になってわかったことで、初対面では、とっつきにくい気むずかしい外国人という印象でした。

彼は腹痛を訴えて来院しました。ことばが話せても外国人の訴えはもうひとつわかりにくいものです。重症感はありませんでしたが話だけではわからないので、腹部の診察をしました。何が原因だろうと考えながら診察していると、彼はいきなり私の手をつかんで、「そこ痛くない、ここ痛い」と痛い場所に導きました。私はびっくりすると同時に、あまりに唐突で直接的な訴え方に不愉快になり、彼の手を振りほどきたくなりました。

採血や腹部超音波検査をしましたが、異常は見つかりません。結果を説明する私をアリくんは、アラブ人特有な大きな目で、無表情に見ていました。なんだかにらみつけられているように感じました。それでも彼は安心した様子で帰っていきました。

同じ訴えで、アリくんはその後も何度か来院しました。またあの目でにらまれるのかと気が重くなりましたが、そのつど訴えを聞き、腹部を診察し、検査をしました。いずれも同じ結果でした。

そしてあるとき彼は、もうひとりのアラブ人を連れて来院しました。今度はアリくんは通訳代わりでした。この患者さんも腹痛が主訴でしたが、重症感があり、急性腹症を思わせました。

「横になっておなかを見せてください」

と私が言うと、アリくんとアラブ人の患者さんは顔を見合わせて、やっぱりお腹を診るでしょう、というような表情でうなずきあいました。

そしてアリくんは私に顔を向けて、笑顔でこう言いました。

「先生は、外国人でもよく話を聞いてくれます。お腹が痛いと言うと、必ずお腹をみてくれます」

彼の笑顔を見たのはこのときが初めてでした。

解説

彼の笑顔を見て私は、いつのまにかよい医師患者関係が築かれていたことを知りました。いつもじろっと見られているように感じていましたが、にこっと笑うとなかなか表情豊かな人だと思いました。

ところで、よい医師患者関係とはどのようなことをいうのでしょう。

私はそれは、医師と患者の両方が「お互いを認め、信頼し、尊重しあう関係」だと思います。

この中で「お互いを」という部分が大切です。

外国人患者さんとよい医師患者関係を築くコツ

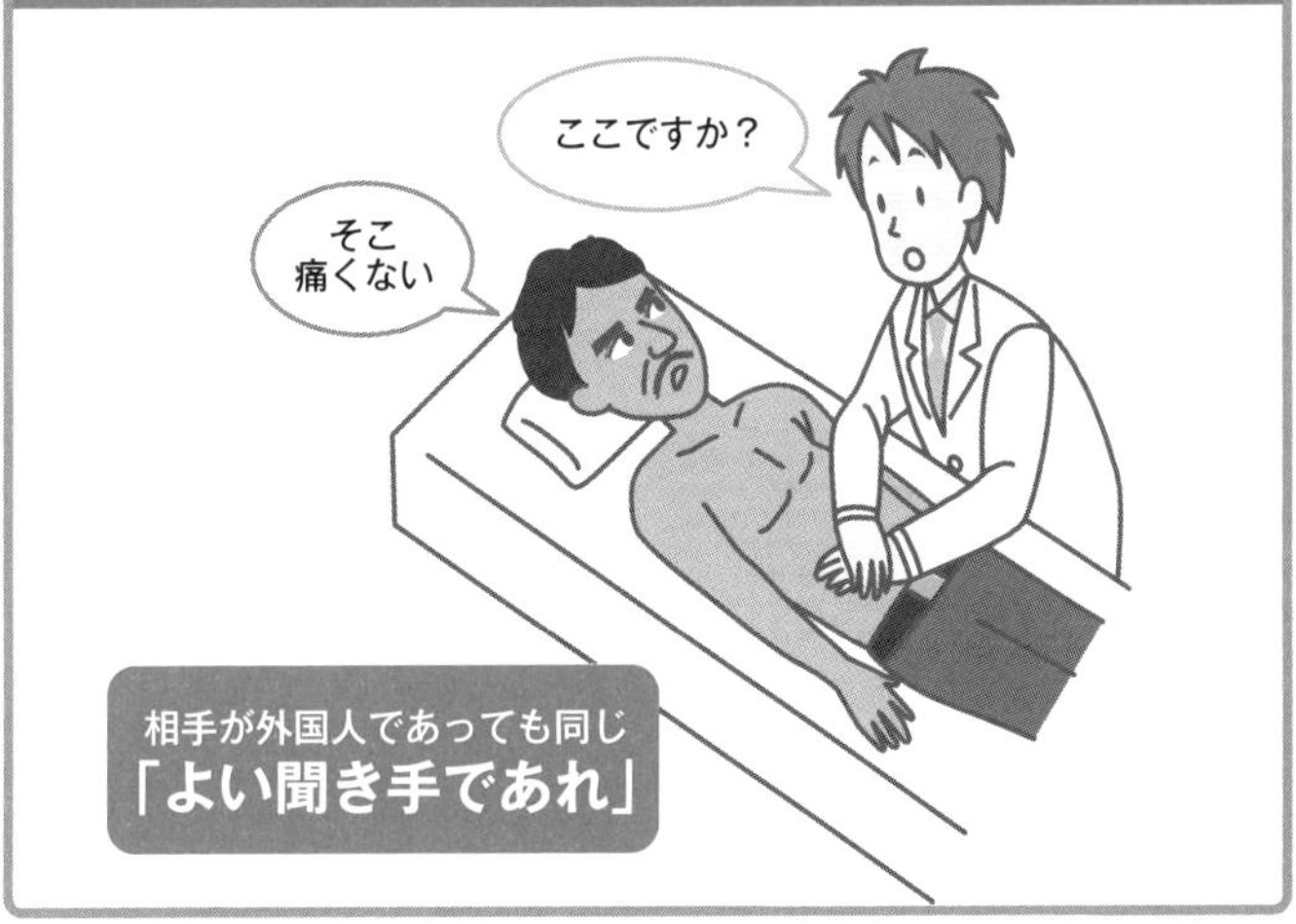

私は最初、アリくんの表情から自分が信用されていないように感じていました。しかし、彼の笑顔がすべてを氷解しました。彼はあの大きな目で、診療する私を観察し、信頼できる医師だと考えたのでしょう。そして誠実に対応すれば理解してくれることがわかると、私のほうにも相手を信頼する気持ちが湧いてきました。彼は今もときどき受診してきますが、それ以来お互いの気持ちが通じやすくなっています。このようにお互いを認め合うようになれば、よい医師患者関係が築かれたと考えてよいと思います。

よい医師患者関係が築かれると、どのよ

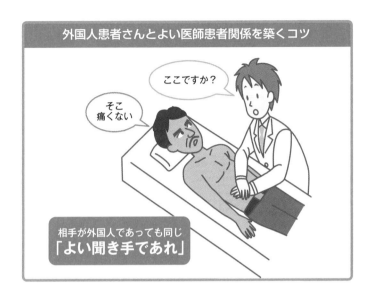

うなよいことがあるのでしょうか。

まず、お互いにものが言いやすくなります。そうなると、患者さんが何に苦しみ、どうしてほしいのかが医師に正確に伝わります。訴えを聞いた医師が頭に浮かべる病名や、診断と治療法の説明も、相手に正確に伝わります。お互いのやり取りはスムースに進み、診療も両方が納得できる内容になります。私は、よい診療をするための第一歩は、よい医師患者関係を築くことだと思います。

このよい医師患者関係を築くためのコツはあるのでしょうか。

私はCASEのエピソードから、そのコツのひとつは「よい聞き手であれ」ということだと思いました。私は、腹痛の原因はなんだろう、異国で腹痛を起こして困っているのだろう、などと思いながらアリくんの話を聞きました。外国人ですから細かい点まで聞き取るのに時間をかけざるをえませんでした。しかしこのおかげで私は、たまたま「よい聞き手」になり、相手の信頼を得ることができたのだと思います。

また、腹部の診察も非言語的メッセージになったようです。後日アリくんは、「診察をしてもらい、自分の訴えをよく聞いてくれるドクターだと思った」と話してくれました。

よい聞き手になろうと医師が心がければ、その気持ちはことばや非言語的メッセージを介して相手に伝わるものです。ＣＡＳＥの事例から、これは相手がことばの通じにくい外国人であっても同じだと思いました。

皆さんも、多忙な臨床の現場ですが、よい聞き手であってください。医師患者関係がよくなり、よい診療につながると思います。

02

外国人②
アハメド氏の奥さん
―外国人患者さんの診療のむずかしさ

日本を訪れる外国人の増加に伴い、外国人の患者さんを診る機会が増えてきました。外国人の診療は日本人の場合とはちがったむずかしさがあります。そこで私の体験を提示して、このテーマを考えてみたいと思います。患者さんは仮にアハメドさんと呼ぶことにします。

CASE

アハメド氏は30歳台後半のアラブ人男性。民族衣装に身を包み、同じ民族衣装を着た奥さんを連れて来院しました。彼は日本語がうまく、奥さんは英語を話します。奥さんが患者さんで、主訴は下腹部痛、大腸がんを心配しています。腹痛は半年ほど前からあり、食事とは関係ない、ラマダンで断食をした月にも変わりはなかったと話しました。
腹部の診察をする段になり、私は以前読んだ、イスラム教の厳しい戒律のもとで行われる、男性医師が女性患者を診察する場面を思い出しました。

診察室には医師とブルカで全身を包んだ患者さんと彼女の小さい息子がいます。医師と他の2人はスクリーンでへだてられお互いを見ることはできません。問診で医師患者同士が直接言葉を交わすことはなく、息子がお互いのことばを相手に伝えます。親子の話し声は聞こえますが医師は聞こえていないように振る舞います。診察では、彼女はスクリーンに開いた5㎝ほどの穴に、眼や口腔を近づけて医師に見せます。こうして診察は進んでいきます。

(Gawande A: Naked. *N Engl J Med*, 353: 645-648, 2005. より筆者が日本語要約)

このシーンを思い出しながら、〝アハメド氏の国ではどうなのだろうか〟、〝男の私は奥さんの身体をどのように診察したらいいのだろうか〟、〝女性看護師に立ち会ってもらおうと思うがそれでいいだろうか〟と考えてしまいました。

解説

外国人の患者さんを診察する場合、考え方や宗教のちがいが思わぬ誤解を生むことがあり、日本人の場合とはちがった気遣いが必要です。私はアハメド氏に思い切って尋ねました。

私「お腹を診察したいと思います。あなたの国のやり方はわかりませんが、この病院ではカーテンをめぐらせて、中で私と（女性）看護師とで診察をします。それでいいですか？」

アハメド氏「それでいいです、（男性でも）ドクターはいいんです、どうぞ診察してください」

私「あなたも中に入って立ち会ってもいいですよ」

アハメド氏「いいえ、私は外にいます」

こちらのやり方でよいとわかって、私は看護師とカーテンの中に入り診察を始めました。奥さんに伝えたいことがあると、外にいるアハメド氏に通訳を頼み、彼は外から自国語で奥さんにそれを伝えました。こうして診察は終了しました。

相手が外国人でどのように診察したらよいかわからない場合は、まず相手に尋ねるのが1番だ、よい経験をした、と思いました。診察が無事に終わって私はほっとしました。しかし、こ

患者さんとの接し方の基本は相手が誰でも同じ

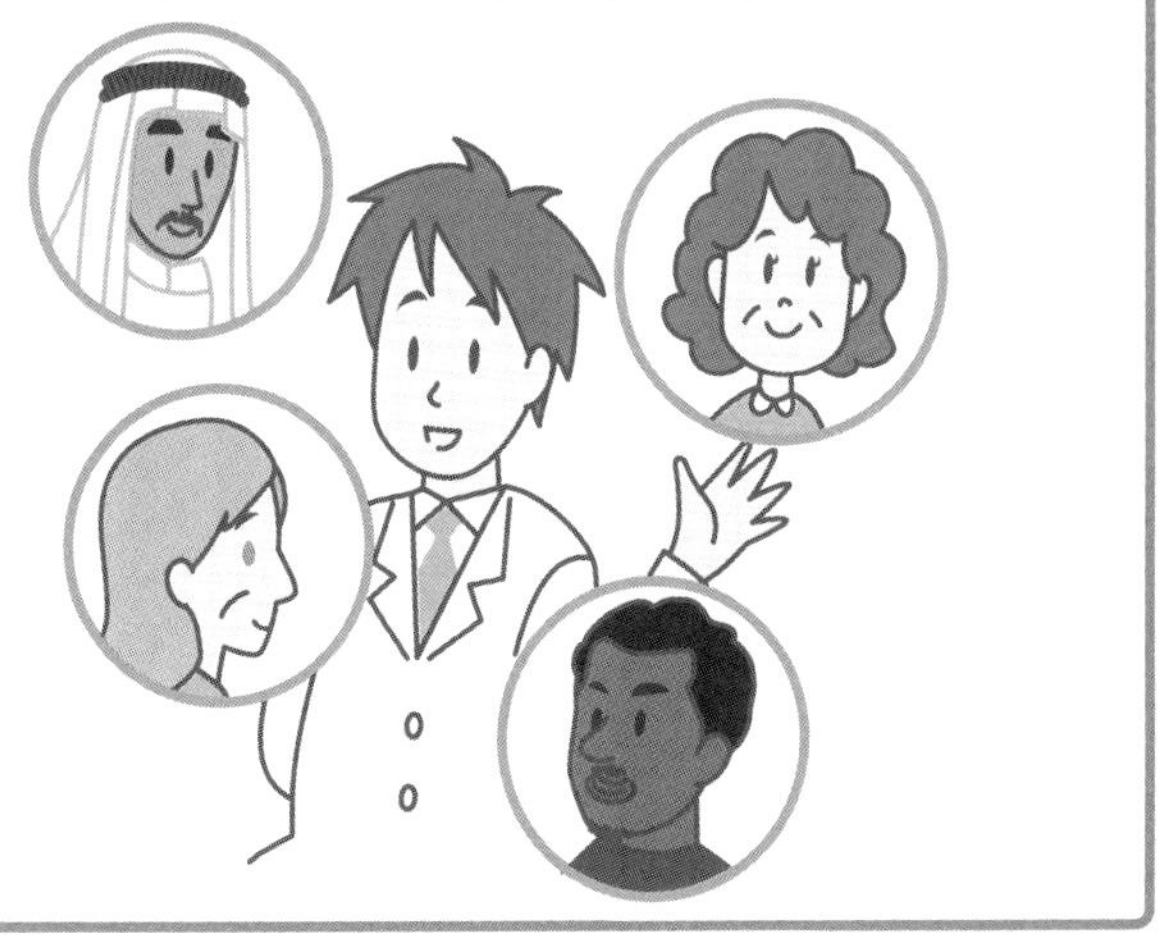

れだけでは終わらなかったのです。

私は、奥さんの不安に対しては大腸鏡検査しかないと伝え、2人は納得しました。しかし、検査は女性医師にしてほしいと言うのです。まだまだ聞いてみないとわからないことがたくさんある、外国人の場合にはことは簡単にはいかない、と思いました。

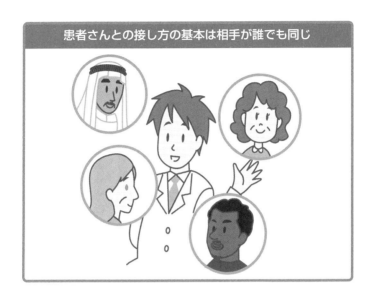

私が勤務する病院では、それは不可能でした。アハメド氏は、「東京に住む同国人が女性医師が大腸鏡検査をする病院を知っている」と言います。私は宛名なしの紹介状を書いて渡しました。最初の病院では希望どおりの検査が受けられず、私はもう1通紹介状を書きました。そして、そこでよう

やく検査を受けることができました。外国人の診療は大変だと思いました。

数日後、アハメド氏は奥さんを連れてやってきました。「大腸鏡検査を女性医師にしてもらい、異常なしと言われた」とほっとした表情で報告する彼を見ながら、私はふと、日本人の女性でも女性医師に大腸鏡検査をしてほしいと希望するかもしれない、と思いました。そうなったら自分は彼と同じことをするだろうか、彼が東奔西走したのは彼らの文化や習慣のためもあるだろうが、奥さんの不安を取り除いてあげたいという気持ちが強かったのではないか、言い換えれば彼の奥さんに対するやさしさなのではないか、と思いました。そう考えると私は急に、アハメド氏に親しみを覚えました。文化や習慣、宗教のちがいを意識するあまり、私には奥さん思いの「人間アハメド氏」が見えなかったのです。

私は親しみを込めてアハメド氏に「あなたは very kind to your wife ですね」と言い、奥さんには「ナイスハズバンドですね」と言いました。彼は〝それほどでもない〟という表情で肩をすぼめ、彼女は嬉しそうな少し恥ずかしそうな顔でうなずきました。その後、私たちは打ち解けた話ができるようになりました。

CASEではうまく医師患者関係を築くことができましたが、外国人の場合にはこうすれば必ずうまくいく、という接し方はありません。同国人でない私たちには、相手がどうしてほしいのか最初はわかりません。このようなときには、まず相手の立場に身を置いて考え、誠意を持って対応することにつきます。そうやってやりとりをしながら、相手の訴えや希望を把握するのです。

考えてみると、これは日本人の場合も同じです。〝やさしく親切であれ〟という患者さんとの接し方の基本は、相手が誰であっても同じなのです。

03

外国人③
ワオ、サンキュードクター
―患者さんは医師に言いたいことや聞きたいことがたくさんある

引き続き、外国人の事例です。この患者さんとのやり取りを通して、患者さんとの接し方の基本をあらためて思い返したというお話をします。

CASE

Pさんは40歳ちょっと過ぎのアメリカ人男性。表情豊かに上手な日本語を話す営業マンです。最近胸痛で目が覚めることがあると言って受診してきました。

ひと通り病歴を聴いてから診察をする段になり、まず血圧を測りました。「120－66です」と言いながら数値をカルテに記入しようとして、ふとPさんと目が合いました。大きな青い目が不安そうにこちらを見ています。私はそれに気づいて「normalですよ」と言いました。とたんに彼は安心した表情になり、「ワオ、サンキュー　ドクター」と言いました。

次に心音を聴きました。彼はまた心配そうに私の顔をのぞき込んでいます。「normalです」と言うと、また大きな身振りで「サンキュー　ドクター」が返ってきました。

表現がオーバーでユーモラスな印象さえ受けますが、こちらの一挙一動をよく見ていて、与しやすい感じではありません。胸痛の原因は狭心症の可能性があるので、心電図、胸部X線、採血をしたいと思いました。しかしアメリカ人のPさんにそう言っただけで納得するだろうか、1つ1つに説明が必要だろう、という予感がしました。

はたして彼は尋ねてきました。

「そのケンサは、なにがワカリマスカ?」

外国人は時間がかかって大変だ、と思いながら、私は検査をする理由をいちいち説明しました。戻ってきた検査結果を見ると冠危険因子はまったくありません。私はその1つ1つを解説しました。その都度「ワオ」や「サンキュー　ドクター」が返ってきました。

解説

外国人の患者さんを診るときには日本人にはない大変さがあります。日本人の場合とどこがちがうのでしょうか？ 3つ挙げてみます。

まず表現の仕方がちがいます。次にこちらの言うことに対する反応がちがいます。そして当然ですが、ことばがちがいます。

表現の仕方についていえば、「その検査で何がわかるのだ」という言い方は随分ストレートです。採血の結果を説明したときも、彼は「ソレデハ狭心症デハナイデスカ？ ソウイウ理解デヨロシイデスカ？」と達者な日本語で質問してきました。ドキンとするような言い方です。アメリカ人は皆こんなふうなのだろうかと思いました。しかし日本人でも同じような聞き方をする人はいます。またアメリカ人でも気おくれしてドクターにストレートに聞けない人もいるだろう、そんなことを考えながら、私はあることに気がついてハッとしました。

そうだ、口に出すと出さないとのちがいはあるが、患者さんは誰もがPさんのように細かい点までストレートに質問したいのだ、国籍や民族は関係ないのだ、そう思いました。医師が

どの患者さんも医師に訴えたいことや聞きたいことがたくさんある

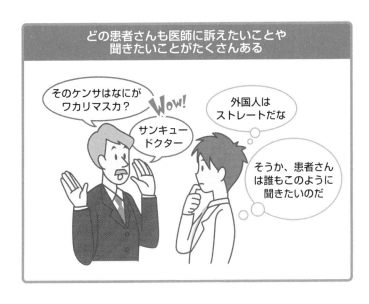

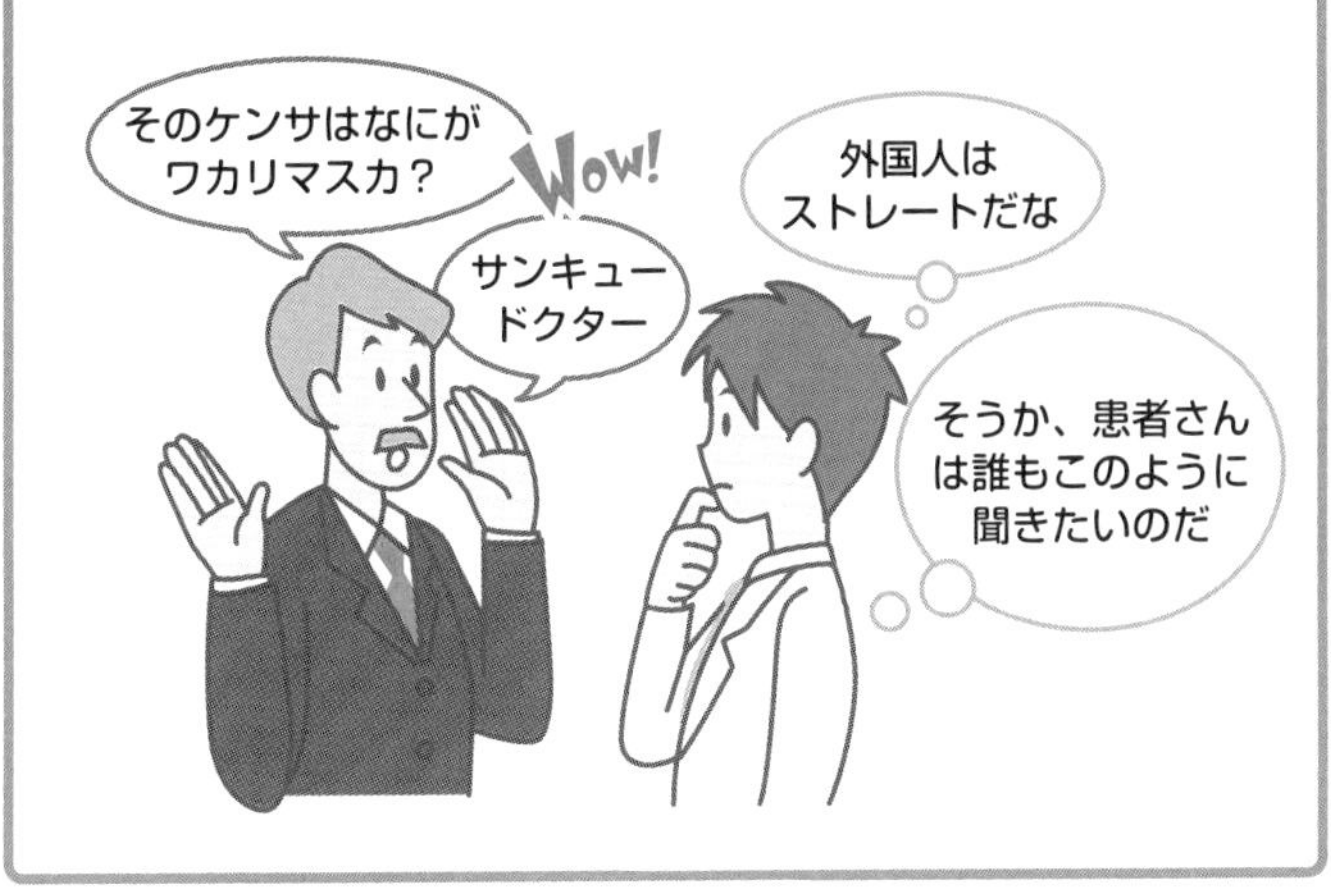
そのケンサはなにがワカリマスカ？
WOW!
サンキュードクター
外国人はストレートだな
そうか、患者さんは誰もこのように聞きたいのだ

心音を聴けば、患者さんは皆、異常があるのかその場で知りたいのです。心電図をとれば、これで診断がついたのか教えてほしいのです。

そう考えると残りの2つの点も、〝外国人だから日本人とはちがう〟というとらえ方は当てはまらなくなります。

患者さんの反応の仕方がちがう点についていえば、初対面の患者さんがどのように反応するかは日本人であっても予測できるものではありません。相手を観察しながら問診をしてようやく把握するものです。

もうひとつのことばのちがいについても同じことがいえます。医師のことばは同じ日本人でも通じないものです。私たちが患者さんに話すときに使う医学用語はほとんど理解されないと考えても、大きなまちがいではありません。

診療は患者さんが何を知りたいかを知ることから始まりますが、このとき最も大切なことは、医師が「どの患者さんも医師に訴えたいことや聞きたいことがたくさんあるものなのだ」と意識することです。これが患者さんとのよい接し方を生みます。そして相手が知りたいことを把握したら、わかりやすくそれを説明することです。表現の豊かなPさんとの出会いで、この患者さんとの接し方の基本にあらためて気づかされました。

ところで、CASEの体験にはもうひとつおまけがつきました。それは、ストレートな言い方をされても寛容に振る舞えたことです。私はこの年齢になっても、相手の言い方があまりきついと詰問されたように感じてムッとしてしまうのです。修業が足りない自分が情けなくなりますが、Pさんには、ストレートな言い方だが外国人だ、悪気はないのだろう、ととらえることができました。それよりも、彼の不安を何とかしようというほうに気持ちが集中していたのです。やろうと思えば自分の気持ちをコントロールできるではないか、いつもこのようにできたらもっとよい患者さんとの接し方ができるのに、と思いました。

ストレートな物言いで驚かされましたが、話しているうちにPさんはとても繊細な神経の持ち主だとわかりました。胸痛も、家庭内に問題を抱えていて、その繊細さで気に病んだことが原因なのではないかと思われました。私はそのことを〝ストレート〟に伝えました。そして「狭心症はまだ否定できないのでニトログリセリンを頓用して様子をみましょう」と言いました。彼はこれに納得し、私が処方箋を差し出すと「ワオ、サンキュー　ドクター」と言って受け取り、帰っていきました。

第5章

医師の心構え

01

新妻の一喝
「手を止めて、話す人の顔を見なさい」——患者さんの気持ちがわかる医師のＤＮＡ

Ｌ先生は私より5歳年上の内科医。私が医師になりたてのころ、医師は患者さんの立場に立って物事を考えなければならない、という医師の心構えを教えてくれた人です。その彼があるとき、患者さんとの接し方を自分に教えてくれたのは私の妻だと、若いころのエピソードを語ってくれました。

CASE

Ｌ先生の奥様は医療人ではありません。結婚して間もないころの話です。当時Ｌ先生は、妻の祖父を定期的に往診していました。彼女の祖父は一代で大きな会社を築き上げた人でしたが、高齢で寝たきりになっていました。

あるとき、いつものように祖父を見舞った後で夕食をごちそうになっていると、前の晩祖父に付き添ったお手伝いさんが来て、昨夜の様子を報告しました。L先生はご飯を食べながら彼女の話を聞いていました。

お手伝いさんが部屋から出て行ったあとで、彼の妻は強い口調で言いました。

「あなた、あの態度は何ですか」

いきなり言われて何のことかよくわかりませんでした。彼女は続けます。

「あのお手伝いさんは、お医者様にきちんと報告しなければと、とても緊張して一生懸命に話していました。それなのにあなたは、話をしているお手伝いさんの顔をほとんど見ませんでした。あれは大変失礼な態度だと思います。食事の手を止めて、相手のほうに顔を向けて話を聞くべきではないのですか」

言われてみれば、彼はお手伝いさんが昨夜の様子を報告する間、食事の手を休めませんでした。たしかに話し手の顔も見ませんでした。

「医師にとってはそのようにして話を聞くのが当たり前なのでしょうか。もしそうなら、医師にとっては常識でも、世間ではこれを非常識と呼びます」
L先生は、素人が何を言うかと思いながら、むっとして聞いていました。
しかし冷静になって考えると、妻の言うことはまさしく正論だと思いました。
「あれが僕の患者さんとの接し方の原点となった」とL先生は話しました。

解説

L先生は、医師は患者さんの立場に立って物事を考えなければならないと言って、患者さんに親切にすること、患者さんの悩みをよく聞いてあげること、そしてその悩みを最優先で解決することを行動で示してくれた私の指導医です。その後、年月が経てば経つほど、このことばの正しさを感じます。そのL先生にもこんな時期があったのか、と微笑ましい感じがしました。

私はこの話を聞いて2つのことを思いました。

1つは、世間の常識という切り口です。

L先生のことですから、たとえ相手の顔を見なかったとしてもお手伝いさんの報告を医師としてきちんと聞いていたと思います。そして食事の手は休めなかったけれども、もし何か問題があれば、お手伝いさんに適切な指示を与えたでしょう。しかし彼の奥様が指摘したように、世間の目から見るとＬ先生の態度は、報告をする人に対して礼を欠くものでした。

このように私たち医師は、自分では医師としてきちんと対応しているつもりでも、世間的には非常識な振る舞いをしていることがあります。医師は社会で尊敬される存在です。自分の診療行為が医療人以外の人の目にどのように映るかを意識するという姿勢が大切です。

そしてもう1つは、Ｌ先生が奥様の指摘を受け入れて、相手の立場に立って物事を見るという、患者さんとの接し方の基本を築いたことです。私はここにＬ先生のＤＮＡを見る思いがします。

同じように意見をされたからといってすべての医師がＬ先生のように感じとるとは限りません。たとえば、肉親と死別した医師が必ずしも患者さんの苦しみや悲しみを理解するようになるとは限りません。自分自身が大病を患った医師が、同じ病に苦しむ人の気持ちをやさしく受け止めるようになるとは限りません。それはＤＮＡの問題なのではないかと思います。

奥様に言われたことはＬ先生には耳の痛い内容でした。不愉快な気持ちになったと思い

「患者さんの気持ちがわかる医師の DNA」を活性化させよう

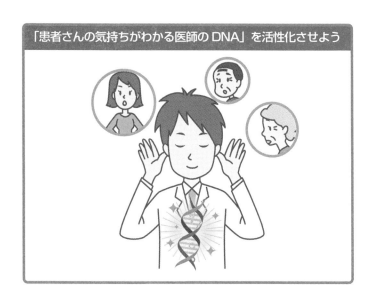

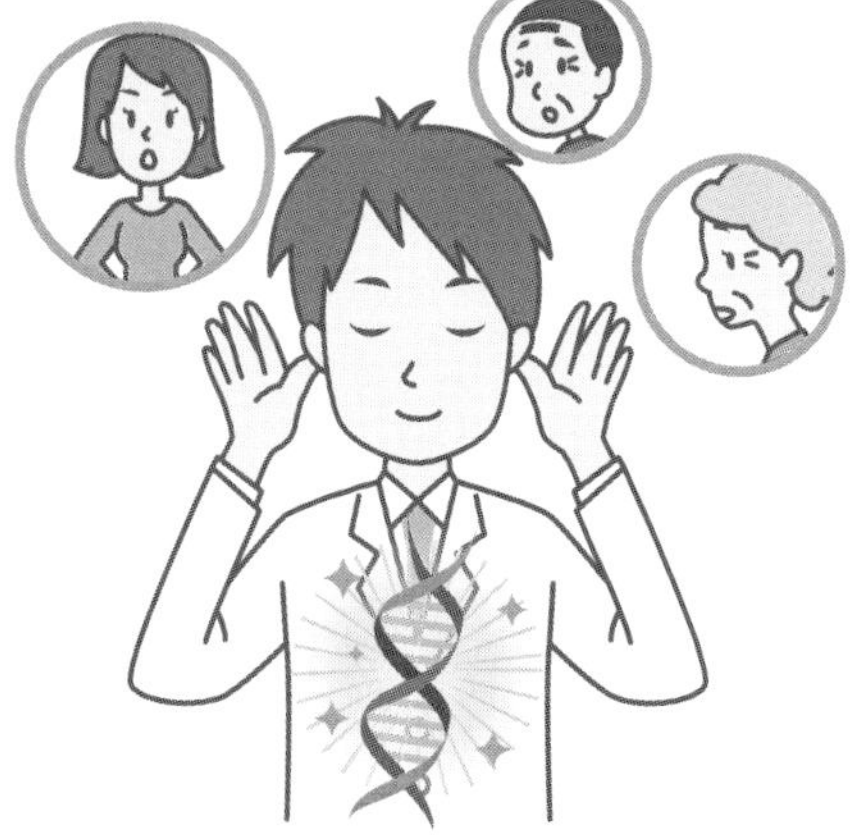

ますが、この指摘が彼の中に眠っていたDNAを刺激して活性化し、患者さんの気持ちを受け止めるレセプターを大量に発現させたのだと思います。

医師である夫に、言いにくいことであるのに、医師のとるべき態度をはっきりと意見したL先生の奥様は立派だと思います。そして耳の痛い指摘であるのに、医療には素人である奥様のことばを素直に受け止め、自分の患者さんとの接し方のいしずえとしたL先生も立派だったと思います。医師が患者さんと接する際に最も大切なことを奥様に教わったL先生は幸せ者だと私は思いました。

皆さんも他人の意見、とくに医療人以外の人の指摘に耳を傾けてください。そして皆さんの中にある「患者さんの気持ちがわかる医師のＤＮＡ」を大いに活性化させてください。

そして多忙な医療現場ですが、電子カルテのキーボードを打つ手を少し休めて、患者さんに顔を向け、話を聞いてあげてください。患者さんは、自分をないがしろにしない医師だと感じ、よい医師患者関係が急速に築かれるでしょう。

02

よい臨床医とは
―白衣式で贈られたことば

よい臨床医とは何か、これはこの本のテーマのひとつです。ある雑誌の記事で、臨床医とはどうあるべきかが簡潔に述べられていることばに出合いました。その記事とは、月刊「心臓」に掲載された小柳　仁先生（東京女子医科大学 名誉教授）と四津良平先生（慶應義塾大学 名誉教授）の対談で、四津先生が同じ専門分野（心臓外科）の先輩である小柳先生に心臓外科医としての歩みをインタビューしたものです。

このことばは対談の最後に、これからの医学教育はどうあるべきかが話題になったときに出てきました。このことばを紹介し、よい臨床医について考えます。

CASE

小柳：私、四津先生の退任の会での、慶應の医学部長の末松さんのことばには感激したよ。白衣式の。あれは私はスライドに作ったよ。

慶應は2年生になったときに白衣式をやるんだね。肩に名前の入った白衣をあげるんでしょう。その時に、

「この白衣は君が医師になったことを誇るために着ているのではありません。君の目の前に病んだ人がいたらその白衣を脱いでその方を覆ってあげるために着ていると思いなさい」と。

3月29日の退任の日、あれはね、慶應はいい教育をしていると思ったよ。ほんとうに。

（中略）

四津：末松医学部長をお褒めくださりありがとうございます。

（四津良平「Meet the History：系統発生と個体発生が重なり合った幸運な半世紀―小柳 仁先生に聞く」心臓、47：97-120、2015）

解説

白衣式とは臨床実習に臨む医学生にプロフェッショナリズムを意識させるための行事で、多くの医学部で採用されています。慶應義塾大学では新5年生（原文では2年生となっています）に対して行われ、式では学部長が学生1人ひとりにネームの入った白衣を着せます。

自分が学んだ学校について話すときは客観的で控えめであるべきですが、これは大変よいことばだと思います。学部長のことばを聞いた学生はどんな印象を受けたのでしょうか。皆さんはどのように感じましたか？　私は以下の3点が心に残りました。

第一は「目の前に病んだ人がいたら」というくだりです。この部分は医師が患者さんの痛みに気づき、苦しみを把握することができることを前提にしています。この気づきと把握のためには、十分な医学的知識を持つことはもとより、人間としてひとの痛みに共感できなければなりません。この能力がなければ「白衣で患者さんを覆う」という行為は発生しません。さりげない言い方で読み飛ばしてしまいそうですが、事の発端をなすという点では、ここが一番大切な部分かもしれません。

よい臨床医とは

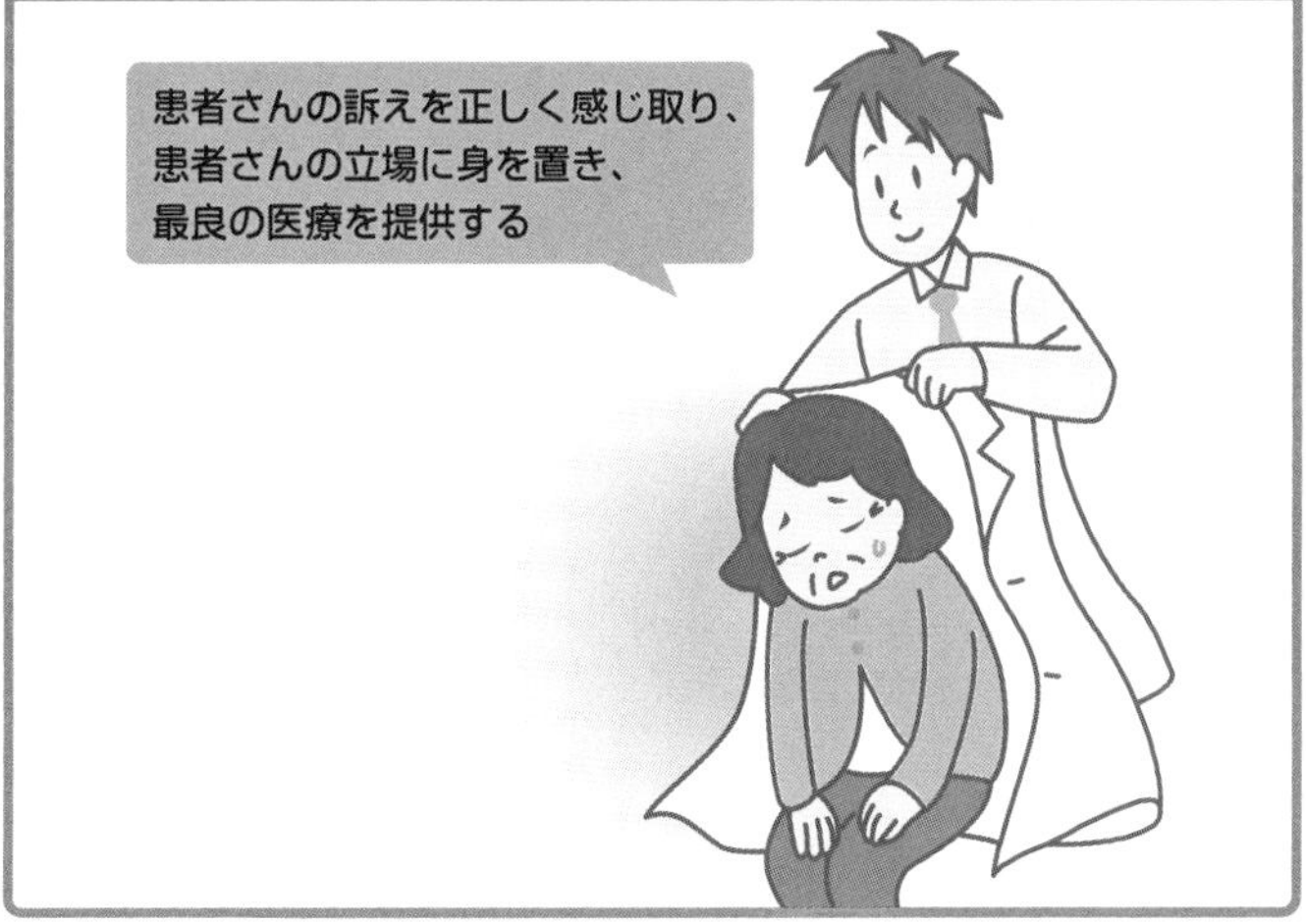
患者さんの訴えを正しく感じ取り、
患者さんの立場に身を置き、
最良の医療を提供する

第二は「白衣を脱ぐ」です。これは単に患者さんを覆うために白衣を脱ぐということだけでなく、医師という肩書きをはずし患者さんと同じ土俵に立つことを意味するのだと思います。医師という強い立場から降りて患者という弱い立場に立つ行為と言い換えてもよいでしょう。

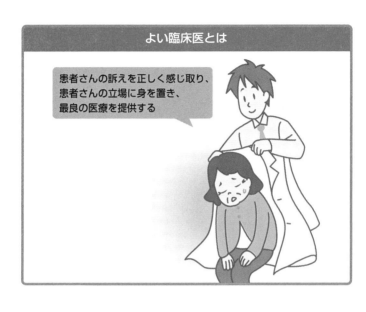

たとえば、患者さんの身になって話を聞く、どんな質問にも権威を振りかざすことなく真摯に答える、ということです。医師として腕が上がり、権威や肩書きが身についてくると、自分に質問をすること自体が無礼であるといわんばかりの態度になる人もいます。自分より立場の弱い人をどのよ

うに扱うかにその人の本当の姿が現れるといいます。これはスペシャリストである以前の、人間としての品性の問題なのかもしれません。

そして第三は「白衣で患者さんを覆う」です。私ははじめ浅はかにも、薄い白衣で覆ってもどれほど患者さんを守れるだろうかなどと思っていました。しかしこの部分はもちろん「患者さんの苦痛を和らげるためのすべての手段」を意味します。「白衣で患者さんを覆う」ために私たち医師は、さまざまな手段を知っていることを求められます。

その手段とは、まずすぐれた治療法が挙げられるでしょう。私たち医師は常に研鑽を積み、技術を磨き、最新の医学情報に通じていなければなりません。しかし、これだけでは十分とはいえません。患者さんの気持ちに沿った診療をすることが大切です。

これに関して私は思い出すことがあります。卒業したてのころ、胆石発作で入院を繰り返す80歳近い女性を受け持ったことがありました。私は教科書で教わったとおりに手術を勧めました。しかし彼女は「この年齢で手術は受けたくない」と言いました。私は、「何を言うんですか、(胆道系に) 急性の炎症が起きたら命が危ないのですよ」と言いました。しかしそれでも彼女は決心がつきません。私は、どうしてこんなに当たり前のことが納得できないのかわかりませんでした。教授回診でそのことを訴えると教授は、「患者さんの気持ちを尊重するように」と言いました。担当医である私は弱腰な対応だと感じました。しかし後年になって、このとき教授は患者さんの気持ちを理解し、白衣で覆う手段を熟知していたのだと思い知りました。

よい臨床医とは、患者さんの訴えを正しく感じ取り、患者さんの立場に身を置き、患者さんに共感した最良の医療を提供できる医師だと考えます。医師国家試験を通った皆さんはすでに立派な白衣を身に纏っています。これからはその白衣をいつ脱ぎ、どのように患者さんを覆ってあげるかを考えてください。これが臨床というものだと思います。

引用・参考文献

松尾　豊『人工知能は人間を超えるか――ディープラーニングの先にあるもの』（角川ＥＰＵＢ選書）
　ＫＡＤＯＫＡＷＡ／中経出版
米長邦雄『われ敗れたり――コンピュータ棋戦のすべてを語る』中央公論新社
芥川龍之介『羅生門・鼻・芋粥』角川文庫
山田史夫『全訳 論語』東京堂出版
星　和夫『続 楽しい医学用語ものがたり』医歯薬出版
斎藤茂太『口のきき方 私の人間学』三笠書房
佐藤雅彦『認知症になった私が伝えたいこと』大月書店
樋口直美『私の脳で起こったこと――レビー小体型認知症からの復活』ブックマン社

本書は、医学出版『レジデント』2012年10月号、2013年3・6・7月号、2014年7・10・11月号、2015年3・5〜9・11・12月号、2016年1〜4・6〜8・12月号、2017年2・12月号、2018年5月号、2020年1・2月号にて連載された記事を加筆修正して単行本化したものです。

● 略歴 ●

星野達夫（ほしの・たつお）

1968年慶應義塾大学医学部卒業。都立大塚病院内科部長、東京都職員共済組合青山病院健康管理センター長などを歴任、2008年より慶友整形外科病院内科、2017年より浅草寺病院内科。

㊌ 患者さんとの接し方

令和五年　十月一日　初版印刷
令和五年　十月二十日　初版発行

著　者　星野達夫
発行者　村越誠二
発行所　株式会社　医学出版
〒一一三—〇〇三三
東京都文京区本郷二丁目二十七番十八号
電　話　〇三—三八一三—八八八八
FAX　〇三—三八一三—八二二四
メール　net@igaku.co.jp
ホームページ　www.igaku.co.jp

印刷・製本　中央精版印刷株式会社

ISBN978-4-287-11126-0